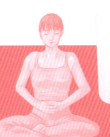

しんどいカラダに 早く効く！

「おくすり」ストレッチ

著者 ストレッチトレーナー
辻 洋介（とぴー）

監修 南島整形外科 院長
南島広治

イラスト 月男。

KADOKAWA

監修のことば
SUPERVISORY COMMENT

ストレッチは、「いいことづくめ」と言えます。
私自身、ジムに通い出してからコチコチの体がやわらかくなり、
その効果をあらためて実感しているところです。

ストレッチで筋肉をほぐして、血液の循環がよくなれば、
こりや痛みがとれていきます。血管も弾力性を増し、
血圧改善、うつ病の予防、アンチエイジングなどいいことばかり。
なんといっても、その爽快感は最高です。

「1つのお悩みに」「2種類のストレッチを」「3回ずつ」行うと、
おくすり級にお悩みが改善される。これが本書のコンセプトです。

「おくすり」ストレッチの表現はユニークで、
西洋医学の薬と異なり、やり方さえ間違えなければ、

副作用がなく費用もかからず、気軽にできる、
まさに「おくすり」となり得るでしょう。
整形外科医として、注意してほしい点を本書の35ページにまとめたので、
ストレッチを行う前にぜひご覧ください。

自分一人でストレッチをしようと思うと、腰が重いものです。
しかし本書はリアルでカラフルなイラストと詳しい図解で、
大変わかりやすく、読者が実践しやすい工夫がされています。

本書のストレッチをすきま時間に楽しく取り入れれば、
それは「健康への切符」となり、
元気に人生100年時代を迎えることができると、信じております。

ぜひとも、一家に1冊お薦めしたい本です。

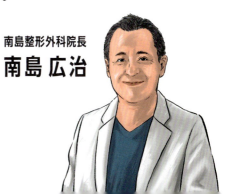

南島整形外科院長
南島 広治

はじめに
INTRODUCTION

「おくすり」ストレッチは、リアルな現場で生まれたメソッドです。
現代に生きる人々は、肩こりや腰痛、さらにはメンタルの不調と、
さまざまな問題を抱えています。
目の前で苦しんで悩んでいる方々を、なんとか楽にしたい……。
そんな思いで開発したのが、「おくすり」ストレッチです。

筋肉は、ストレッチをしなければ100％かたくなっていきます。
なぜなら、筋肉を動かさないと血液の流れが滞るだけでなく、
筋力が低下することによってかたくなってしまうからです。
さらには、筋肉がかたい状態でストレッチをすると痛みを感じるようになり、
筋肉を伸ばすことに抵抗感を覚えるようになり……、
どんどんストレッチが苦手になってしまいます。

本書の「おくすり」ストレッチは、
「1つのお悩みに」「2種類のストレッチを」「3回ずつ」
行うことで、体や心の不調を「おくすり級」に改善することができます。
これまでストレッチをしても成果が出なかった人や、
効果を実感できなかった人にこそ、
ぜひ取り組んでいただきたいと思っています。

この「おくすり」ストレッチで、
「人生が変わった!」「自分の体ってこんなに楽になるんだ!」という
実感と感動を味わっていただきたい。
それこそが、私が「おくすり」ストレッチをお伝えする真意です。
「おくすり」ストレッチを実践して、
いつまでも健康な体を保ち続けましょう!

ストレッチトレーナー
辻 洋介(とぴー)

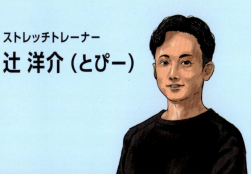

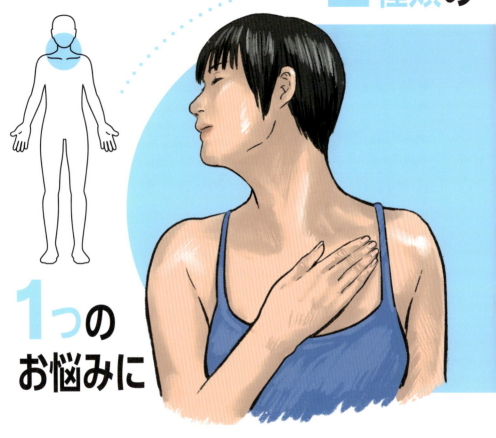

2種類の
1つのお悩みに
おくすり級に

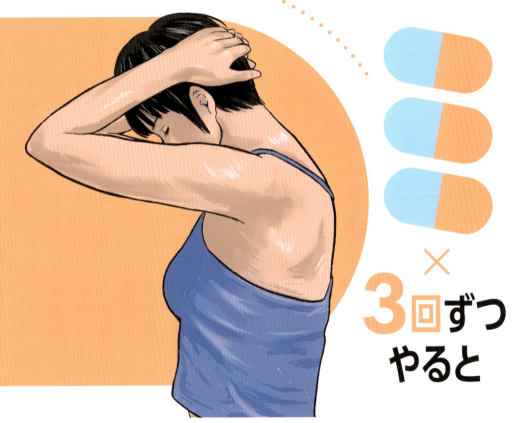

「おくすり」ストレッチが "早く"効く理由について

「おくすり」ストレッチのおすすめポイントは、この3つ！
まずはポイントをしっかりと押さえてから、ストレッチを始めてみましょう。

1

2種類×10秒3セットで
「しっかり」

「おくすり」ストレッチは、2種類のストレッチを10秒ずつ、3セット行います。そうすることで筋肉にしっかりとアプローチでき、ストレッチの効果を正しく得られます。

1セット目のストレッチでは少し痛みを感じることもありますが、2セット目、3セット目と繰り返すことで、驚くほど楽に筋肉が伸びるようになります。

また、10秒ずつ伸ばすことも大切です。それより短いと効果が得られませんし、反対に長すぎると飽きたり、つらくなったり、筋肉を傷めたりすることもあります。しっかり10秒ずつ行ってください。

どんなにたくさんのストレッチをしようとも、お悩みや部位にしっかりとアプローチできていなければ意味がありません。「2種類」×「10秒3セット」が、「おくすり級」に体に効く最大の理由なのです。

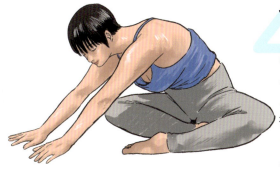

2 イメージで「じんわり」

　ストレッチをするうえで、体がやわらかくなった自分をイメージすることはとても大切です。なぜならイメージすることでよけいな力が抜け、徐々に体がやわらかくなっていくからです。10秒をカウントしながら、じんわりと筋肉が伸びていくイメージを持ってやってみましょう。

3 自律神経が整う「ゆっくり」

　ストレッチの際、息を吐きながら筋肉の緊張を緩和することで副交感神経が優位になり、血圧の低下を招き、リラックス効果を得ることができます。大切なのは、息を止めないこと。ストレッチを行う際も、呼吸をしながら「ゆっくり」を心がけてみてください。静かに10秒数えることで、呼吸も落ち着き、自律神経が整っていきます。

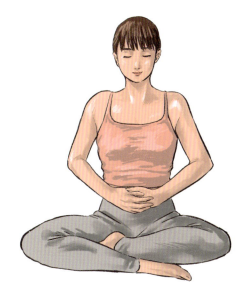

動画よりわかりやすい！ とぴー先生の
イラスト・ストレッチ

ぱっと目に飛び込んでくるイラストと文章で、
ストレッチのポイントがすぐにわかる！

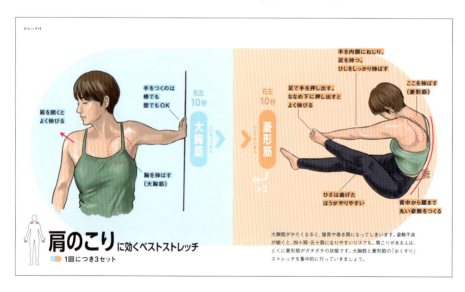

　イラストとポイントが1枚の絵にまとめられていることで、ひと目でストレッチのやり方を習得することができます。

　「動画よりもわかりやすい！」と、SNSでも大人気のとぴー先生のイラスト・ストレッチで、日々の健康を維持していきましょう！

> まずは体験してみよう！

BEST 3 STRETCH

多くの方が不調に悩む「首」「肩」「腰」の
ベスト3・ストレッチを行っていきましょう。

34〜35ページの「この本の使い方」「医師からの注意点」もぜひ事前にご覧ください。

NEXT PAGE >>

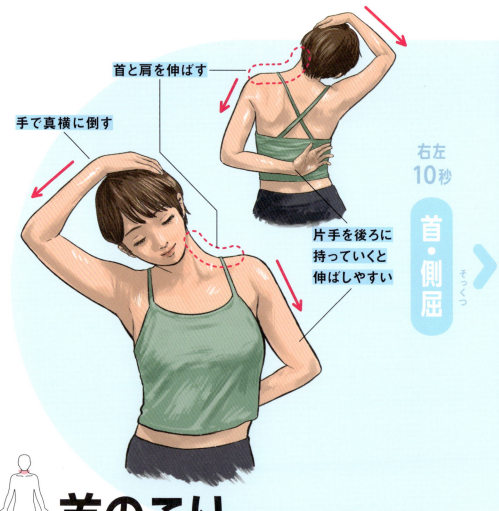

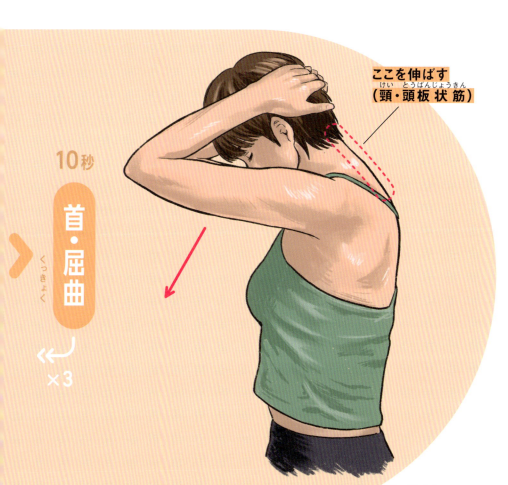

10秒

首・屈曲
きゅうきょく

×3

ここを伸ばす
（頸・頭板状筋）
けい　とうばんじょうきん

パソコンでのデスクワークやスマートフォンの使用により、多くの人々が首のこりを感じています。首のこりは、頭が重くなったり、目の疲れを引き起こす原因にも。首のストレッチで頭と体を軽くして、心の元気も取り戻していきましょう。

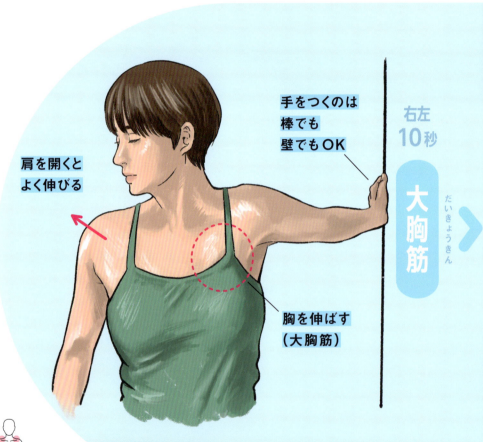

手をつくのは棒でも壁でもOK

肩を開くとよく伸びる

胸を伸ばす（大胸筋）

右左 **10秒**

大胸筋（だいきょうきん）

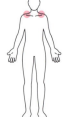

肩のこりに効くベストストレッチ

● 1回につき3セット

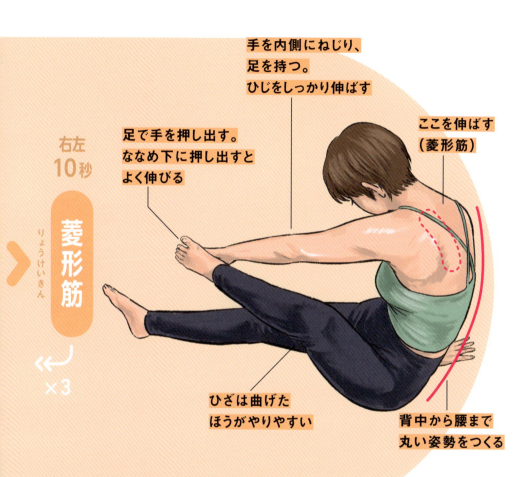

大胸筋がかたくなると、猫背や巻き肩になってしまいます。姿勢不良が続くと、四十肩・五十肩になりやすいリスクも。肩こりがある人は、とくに菱形筋がガチガチの状態です。大胸筋と菱形筋の「おくすり」ストレッチを集中的に行っていきましょう。

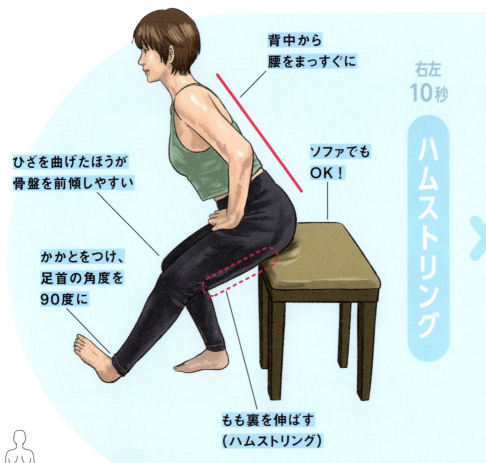
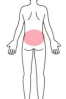

腰痛に効くベストストレッチ
1回につき3セット

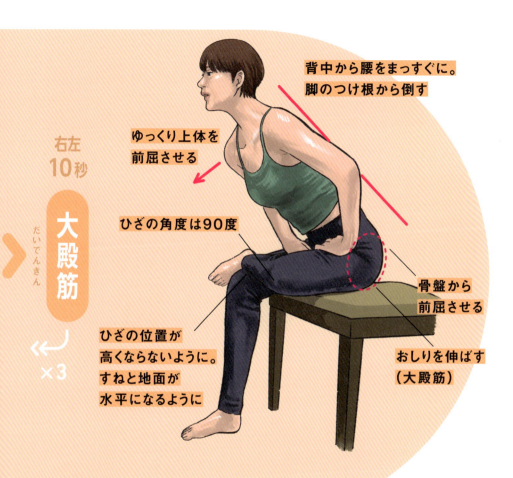

かたくなったハムストリングと大殿筋は、腰痛やぎっくり腰を引き起こします。とくに前屈して床に指先が届かない人は、ストレッチが必須です。腰は体の「要（かなめ）」です。コツコツと実践して、筋肉を伸ばしていきましょう。

M様
（50代／女性）

1セット目で伸びが気持ちよく感じ、3セット行うと肩と首がすごく軽くなって、おもりが取れた感じがしてビックリしました！ 毎日のケアにぜひ取り入れていきたいです。

Y様
（30代／男性）

目覚めたら左肩がだるくてたまらなかったのですが、あれほどだるかった左肩がすっきりと治り、何分たっても気持ちよさが続いてます。これはすごいストレッチですね〜！

喜びの声、続々！ 「おくすり」ストレッチ

「おくすり」ストレッチを体験された方々に体験後の感想をお聞きしたところ、「心も体も楽になった！」という喜びの声が続々と届きました！

C様
（30代／女性）

「おくすり」ストレッチ、とっても効果があります！ 毎日の朝晩に、ハムストリングやおしりのストレッチなどをしています。3セットでやるといきなり可動域が広がって、なんじゃこりゃ!?　となります（笑）。続けます！

K様
（60代／女性）

ずっと腰が痛く、整形外科、整骨院、整体、気功など、あらゆるところを回りましたが、まったく治らず。ですが、「おくすり」ストレッチのおかげで、いまはまったく腰痛がなくなりました！

Y様
（60代／男性）

狭心症の持病があり、体力に自信もなく、運動できる気力もなく……この「おくすり」ストレッチならできるかもと思い、続けてみたところ、どんどん体が軽くなっていきました。それにともない気持ちも前向きになり、活動量も増えて、毎日元気に過ごせるようになりました！

S様
（30代／女性）

最初は痛みも感じましたが、いまではすきま時間に「あ、やっておこう」と、すぐに実践しています。以前よりも体が動かしやすくなり、朝起きてからのだるさもなくなり、体が軽くなったのを感じています。

で、心も体も元気になりました！

H様
（50代／女性）

「おくすり」ストレッチは、簡単に取り組めるのがとてもいいですね。首のストレッチは座ったままでもできるので、仕事中にやっています。また、短い時間で動きが変わり、再び同じ動きをすることで前回との動きの違いを感じられるので、効果を実感しやすいです。

T様
（40代／男性）

1週間後にソフトボールの試合を控えた最中、いきなりぎっくり腰になってしまいました。仕事にも支障が出てしまい、どうしよう……と落ち込んでいた矢先、この「おくすり」ストレッチに出合いました。「おくすり」ストレッチを毎日行ったところ、なんと1週間で回復し、無事に試合にも出ることができました！

CONTENTS

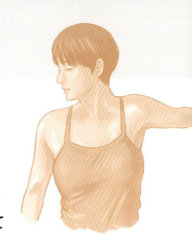

- 002 監修のことば
- 004 はじめに
- 008 「おくすり」ストレッチが"早く"効く理由について
- 010 動画よりわかりやすい！ とぴー先生のイラスト・ストレッチ

まずは体験してみよう！
BEST3 STRETCH

- 012 首のこりに効くベストストレッチ
- 014 肩のこりに効くベストストレッチ
- 016 腰痛に効くベストストレッチ
- 018 喜びの声、続々！ 「おくすり」ストレッチで、心も体も元気になりました！

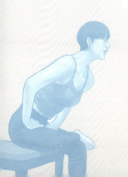

CHAPTER 1 一般的なストレッチの"問題点"を克服した「おくすり」ストレッチのすごさ

- 026 体調不良の原因は「こり」と「痛み」
- 028 従来のストレッチの問題点
- 030 「おくすり」ストレッチのやり方
- 034 この本の使い方
- 035 医師からの注意点

COLUMN

- 036 体を楽にする万能ツボベスト7（前編）

CHAPTER 2 体の悩みに"直接"効く「おくすり」ストレッチ

- 038 頭痛に効くストレッチ
- 040 首こりに効くストレッチ
- 042 こり固まった肩こりに効くストレッチ

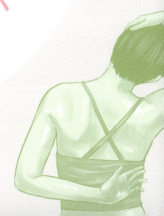

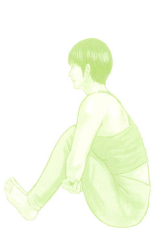
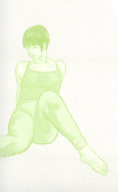

- **044** 痛みを感じる肩こりに効くストレッチ
- **046** 重だるい肩こりに効くストレッチ
- **048** 巻き肩に効くストレッチ
- **050** 四十肩・五十肩に効くストレッチ
- **052** 手の疲れ・スマホひじに効くストレッチ
- **054** 背中が丸まった猫背に効くストレッチ
- **056** 巻き肩の猫背に効くストレッチ
- **058** 反り腰に効くストレッチ
- **060** ぎっくり腰の予防に効くストレッチ
- **062** 重だるい腰痛に効くストレッチ
- **064** 痛みを感じる腰痛に効くストレッチ
- **066** こり固まった腰痛に効くストレッチ
- **068** かがむと痛い腰痛に効くストレッチ
- **070** 冷え性と足のむくみに効くストレッチ
- **072** 重だるい足のむくみに効くストレッチ
- **074** 足のつりの予防に効くストレッチ
- **076** ひざ痛に効くストレッチ
- **078** 転倒予防に効くストレッチ

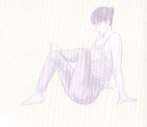

- 080 足の上がりづらさに効くストレッチ
- 082 重だるい足の疲れに効くストレッチ
- 084 足の張りに効くストレッチ
- 086 足の痛みに効くストレッチ

COLUMN

- 088 体を楽にする万能ツボベスト7（後編）

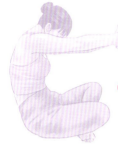

CHAPTER 3 自律神経の悩みに"じんわり"効く「おくすり」ストレッチ

- 090 やる気が出ないときに効くストレッチ
- 092 なんとなくだるいときに効くストレッチ
- 094 眠りが浅いときに効くストレッチ
- 096 ゆううつなときに効くストレッチ
- 098 嫌なことがあったときに効くストレッチ
- 100 体が重く感じるときに効くストレッチ

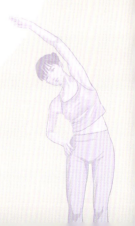

- 102 落ち込んだときに効くストレッチ
- 104 全身の冷えがつらいときに効くストレッチ
- 106 末端の冷えがつらいときに効くストレッチ
- 108 イライラするときに効くストレッチ
- 110 顔のこわばりに効くストレッチ
- 112 集中できないときに効くストレッチ
- 114 緊張したときに効くストレッチ
- 116 食欲がないときに効くストレッチ
- 118 胃腸の調子が悪いときに効くストレッチ
- 120 やせたいときに効くストレッチ
- 122 便秘のときに効くストレッチ

- 124 **おわりに**
- 126 **プロフィール**

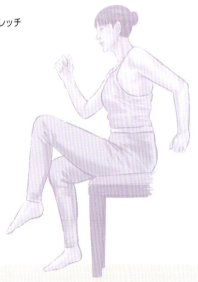

アートディレクション・デザイン　柴田ユウスケ (soda design)
デザイン　三上隼人 (soda design)
校正　山崎春江
DTP　藤田 ひかる (ユニオンワークス)
編集協力　天野由衣子 (コサエルワーク)
編集　小林徹也

CHAPTER 1

一般的なストレッチの"問題点"を克服した「おくすり」ストレッチのすごさ

従来のストレッチと「おくすり」ストレッチとでは、いったい何が違うのでしょうか？CHAPTER2からのストレッチに臨む前に、まずはその特徴ややり方、本書の使い方を把握しておきましょう。

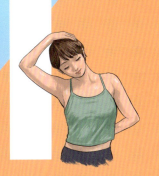

体調不良の原因は「こり」と「痛み」

>> こりは「筋肉を使わないと危険だ」というサイン

この本を手に取ったということは、あなたも「こり」に悩まされているのかもしれません。「こり」とは、筋肉がかたくなり、血行が悪くなった状態です。

血行が悪くなると酸素や栄養が不足し、筋肉は正常な働きができなくなります。この状態が続くと、「痛み」として神経に信号が送られ、肩こりや腰痛などの不調を引き起こします。

さらには、年齢を重ねるにつれて筋肉は衰え、筋力が低下します。

老化による衰えは、ある程度は仕方がないところですが、そのまま何もせずにいると、筋力の低下にともなって体を保護する力が弱まり、ケガをしやすくなってしまいます。**劣化したゴムのように急にプチッと切れる可能性もある、非常にリスクが高い状態**なのです。

ケガをすると、十分な運動ができなかったり、運動不足や機能障害から病気の発症につながることもありますから、ケガをしないに越したことはありません。

体は筋肉の衰えを食い止めるために、筋肉をかたくして筋力を維持しようとします。これは、関節や体を守るための防衛反応です。

しかし、筋肉がかたくなったままの状態だと、血行が悪くなり、痛みを感じるようになります。これは、**体が「筋肉を使わないと危険だ」というサインを発している**のです。

つまり、筋肉がかたくなるのは、体があなたを守ろうとしている一方で、痛みを通して「もっと使って!」と訴えている状態なのです。

>> 「悪い姿勢」が引き起こす健康問題

　じつは大半の人は、「自分は姿勢が悪い」と思っています。しかし、自覚はしていてもなかなか改善まではできていないのが実情です。

　姿勢の悪さは、長時間のデスクワークやスマートフォンの利用で、さらに拍車がかかっています。この**悪い姿勢が、じつはさまざまな心身の不調を引き起こしている**のです。

　とくに猫背や巻き肩は、内臓を圧迫し、胃腸の働きを低下させます。これにより、消化不良や便秘になることもあります。さらには骨盤や背骨にも悪影響を及ぼし、腰痛や肩こりの原因にもなります。

　それだけでなく、悪い姿勢は血流を悪化させ、末端の冷えを引き起こします。冷えは、免疫力の低下や、血栓ができやすくなるなど、さまざまな健康問題の原因となります。

　正しい姿勢を保つと、内臓が本来の位置に戻り、胃腸の働きが活発になります。さらには血流が改善され、末端の冷えも解消されるため、血栓予防にもつながります。

　姿勢改善には、「おくすり」ストレッチが有効です。

　「おくすり」ストレッチは、2つのストレッチを交互に繰り返すことで、通常のストレッチでは得られないやわらかさと弾力性を手に入れることができます。姿勢悪化の原因であるこり固まった筋肉が柔軟性を取り戻すことで、悪い姿勢も改善されます。

　姿勢と柔軟性の改善は、単に見た目をよくするだけではありません。**健康寿命を延ばすことにもつながる**のです。

従来のストレッチの問題点

>> 「ストレッチ=痛いもの」ではない

　従来のストレッチは、体が温まっていない状態でいきなり筋肉を伸ばすことが多く、その場合、痛みがともなうことがあります。この痛みがトラウマとなり、ストレッチを億劫に感じてしまう原因になります。無理に伸ばすと、かえって筋肉を傷める可能性もあるのです。

　このように「ストレッチ＝痛いもの」と思っている方も多く、痛みを避けるためにストレッチをしなくなってしまう方もいます。**「筋肉が気持ちよく伸びる」という成功体験を味わえないまま、ストレッチを嫌いになってしまう**のです。

　さらに、痛みによる苦手意識で、「たった数秒」だけ伸ばしてやめるようなストレッチをしていれば、いつまでたっても柔軟性は高まりません。

　「おくすり」ストレッチは、2種類のストレッチを3セット繰り返すことで、筋肉を徐々に温めていきます。**筋肉はゆっくりとゆるんでいき、その結果、柔軟性が高まっていく**のです。

　1セット目では少し痛みを感じるかもしれません。しかし回数を重ねるごとに筋肉が伸びていき、最終的には心地よい伸びを感じられるようになります。この**「気持ちいい！」という感覚を脳に覚えさせることで、ストレッチを習慣化しやすくなる**のです。

　「おくすり」ストレッチでは、その気持ちよさを最大限に引き出してストレッチを大好きになってもらい、苦手意識や抵抗感をなくしていきます。

≫「やわらかくないといけない」という思い込み

　体はやわらかいほうがいいと一般的にも言われています。確かに体がやわらかいほうがケガのリスクが低くなることは間違いありません。

　ただし、やわらかくなりすぎたことで体に不調を感じる人もいます。その理由は、**特定の部位のやわらかさだけを求めたストレッチを続けたから**です。なぜなら、体がやわらかい人は、自分の好きなストレッチばかりをやる傾向があり、それが筋肉のバランスを崩してしまうのです。

　特定の箇所がやわらかいと、使いやすいためにそこばかりを使い、ほかのかたい部分を使わなくなるというデメリットがあります。ゆえに、やわらかくて使いやすい関節にストレスがかかり、こりや痛みの原因となってしまうこともあるのです。

　私のお客様がまさにそう。開脚ストレッチで股関節を傷め、杖をつかないと歩けない状態になってしまいました。その後、「じんわり」「ゆっくり」なストレッチで全身の筋肉のバランスを整えたことで、再び杖なしで歩けるようになりました。

　また、ストレッチの効果の1つである「血流促進」。ストレッチで血液が巡り、全身に酸素や栄養が行き届くことで、筋肉の「弾力性」を引き出すことができます。柔軟な筋肉は、血管を圧迫することがなくなるため血流を改善させますが、たとえ股関節の筋肉がやわらかくても、足首の筋肉がかたければ、足先まで血液が巡らなくなってしまいます。

　大切なのは、ある特定の部位だけやわらかくなることではなく、**全身にバランスよく質の高い筋肉をつくること**なのです。

「おくすり」ストレッチのやり方

≫ 2種類×10秒3セットで「しっかり」

　「おくすり」ストレッチは、2種類のストレッチを3セット行います。

　なぜ3セット行うのか？

　それは、**体に「心地よさ」を感じてもらうため**です。

　1セット目のストレッチでは、普段あまり使わない筋肉が緊張し、痛みを感じることがあります。これが「ストレッチ＝痛いもの」というイメージにつながり、ストレッチを続けられなくなってしまうのです。

　2セット目になると体が少し慣れてきて、1セット目より楽に伸びていくのを感じられるでしょう。でもまだ心地よさよりも痛みや不快感が勝ってしまうかもしれません。

　そこでもう1回、3セット目のストレッチを行うことで、まるで自分の体ではないかのような、不思議な伸び感とやわらかさを体感できます。痛みや不快感は消え、心地よさがじんわりと広がっていくことでしょう。

　また、「おくすり」ストレッチは、各ストレッチを基本10秒ずつ行っていただきます。

　なぜ10秒なのか？

　柔軟性を高めるには、筋肉をある一定の時間伸ばす必要があります。**じつは20秒以下のストレッチだと、柔軟性の向上は見込めません**。また、筋肉がかたい人の中には、20秒以上伸ばせない方もいらっしゃいます。

　2種類のストレッチを10秒×3セット行い、1〜2分もの間、筋肉を伸ばすことで最大の効果を引き出すのが、「おくすり」ストレッチの特徴です。

>> 「組み合わせの妙」によるすごい相乗効果

なぜ「おくすり」ストレッチが、通常のストレッチと比べてより効果が出るのかと言うと、その理由は「組み合わせの妙」にあります。

一般的なストレッチ本では、1つのお悩みに対して、1つのストレッチが紹介されています。もちろんそれはそれで効果があるのですが、しんどい体に早く効くかと言うと、少々不十分であると私は感じていました。

「おくすり」ストレッチは、1つのお悩みに対して、複数の角度から、複数の筋肉にアプローチしていきます。そこには、「組み合わせの妙」というものが存在します。研究と試行錯誤のすえに、私はストレッチの「ベストな組み合わせ」を発見しました。2種類のストレッチを適切に組み合わせることで、痛みや不調に2倍も3倍も"早く"効果が出るのです。

同じストレッチでも、組み合わせによって体感も効果も変わってくるので、お悩みに合わせてぜひ試してみてください。

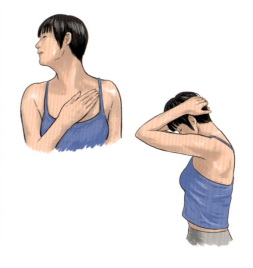

>> イメージで「じんわり」

　体がやわらかくならない理由の1つに、**「自分は体がかたい」という思い込み**があります。

　かたいと思いながらストレッチをすると、むきになって強く伸ばそうとしたり、痛みを感じやすくなったりして、じっくり時間をかけて伸ばすことができなくなります。その結果、いつまでたっても柔軟性が高まりません。

　柔軟性を高めていくコツは、「自分の体はやわらかい」とイメージすることです。実際にはかたくても構いません。やわらかいとイメージするだけでOKです。

　なぜなら、やわらかくなっていく状態をイメージすることで力が抜け、リラックスするからです。そして体がゆるみ、ほぐれていくイメージを持ちながら実施すると、筋肉もきちんと反応して徐々にやわらかくなっていくのです。

　最初はすぐにやわらかくならなくても、継続的にアプローチすることで、関節の可動域は徐々に広がっていきます。とくに3セット目は、じんわり気持ちよく伸びた感が出るので、それを楽しみにやってみましょう！

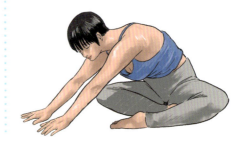

HOW TO DO "OKUSURI" STRETCH

>> 自律神経が整う「ゆっくり」

　「おくすり」ストレッチにはリラックス効果があります。静かに10秒数えることで呼吸が落ち着き、**深い呼吸へ移ることで副交感神経が優位になり、自律神経が整っていきます**。また、心拍数や血圧が低下し、消化機能が活発になります。

　さらに、ストレスホルモンであるコルチゾールの分泌を抑制する効果も期待できます。

　コルチゾールは自律神経のバランスを乱すため、その分泌を抑制することで、自律神経が安定しやすくなるのです。

　こり固まった筋肉は、心身ともに緊張状態にあり、自律神経のバランスを崩す一因になります。これを「おくすり」ストレッチでゆるめることで、**筋肉の緊張状態を緩和することができます**。

　血液の流れが促進されることから、酸素や栄養素が全身に行き渡り、老廃物が排出されやすくなります。これにより、体の機能が正常に働き、自律神経のバランスも整いやすくなるのです。

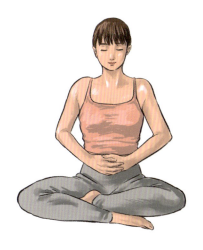

この本の使い方
HOW TO USE THIS BOOK

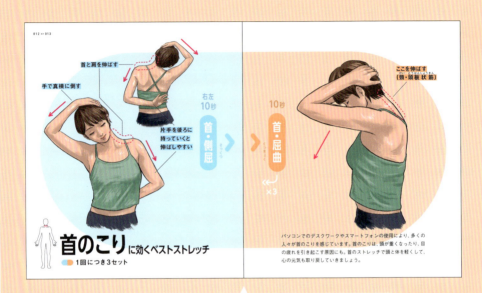

1. まずは左側の 🟦 のストレッチをやります。
2. 次に右側の 🟧 のストレッチをやります。
3. 🟦🟧 のストレッチを3セット行います。

不調が気になる部位のストレッチを3セット行うことで、
筋肉がほぐれ、痛みが改善されます。

医師からの注意点 NOTES FROM THE DOCTOR

肉離れやアキレス腱断裂後、関節捻挫後、靭帯断裂後、肩腱板断裂後、骨折後、人工膝関節置換、人工股関節置換、人工肩関節置換、リバース型人工肩関節置換などの術後の方は、ストレッチを行う際は、**痛みがないかを確認しながら慎重に行ってください。**

腰部脊柱管狭窄症の症状のある方は、**腰椎後屈にご注意**ください。

腰椎椎間板ヘルニアの症状のある方は、**腰椎前屈にご注意**ください。

頸椎ヘルニアの症状のある方は、**頸椎後屈にご注意ください。**

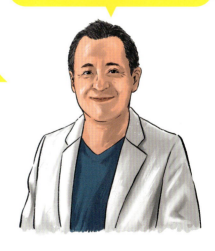

上記の症状以外にも、体の痛みや不調にご不安のある方は、
**かかりつけの医師か、
整形外科専門医**にご相談ください。

体を楽にする 万能ツボベスト7 _{前編}

本書は「こりを伸ばす」が中心ですが、「ツボを押す」も効果的です。
人体に数あるツボの中から、7つを厳選してお伝えします。

COLUMN

肩こり、頭痛、歯痛、内臓の不調に効くツボ
合谷（ごうこく）

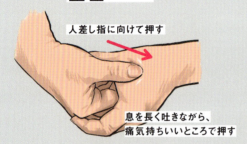

人差し指に向けて押す

息を長く吐きながら、痛気持ちいいところで押す

肩こり、眼精疲労、めまい、冷えに効くツボ
天柱（てんちゅう）

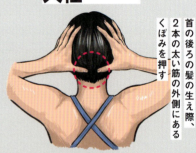

首の後ろの髪の生え際、2本の太い筋の外側にあるくぼみを押す

肩こり、首の痛み、神経痛、胃腸の不調に効くツボ
手三里（てさんり）

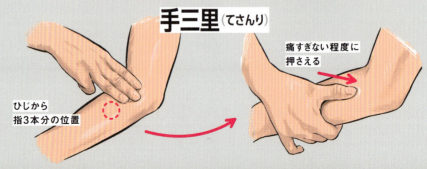

ひじから指3本分の位置

痛すぎない程度に押さえる

CHAPTER 2
体の悩みに"直接"効く「おくすり」ストレッチ

頭痛、肩こり、腰痛など……、
つらい部位に直接効く
「おくすり」ストレッチをご紹介します。
1つのお悩みに
2種類のストレッチを3セット。
これをしっかり行い、
ねらった部位のこりと痛みを
確実に改善していきましょう！

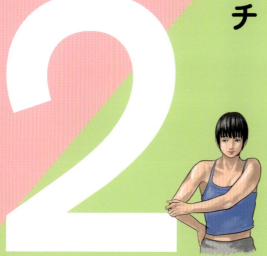

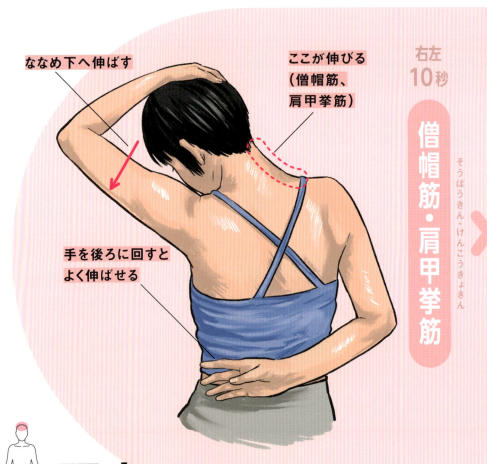

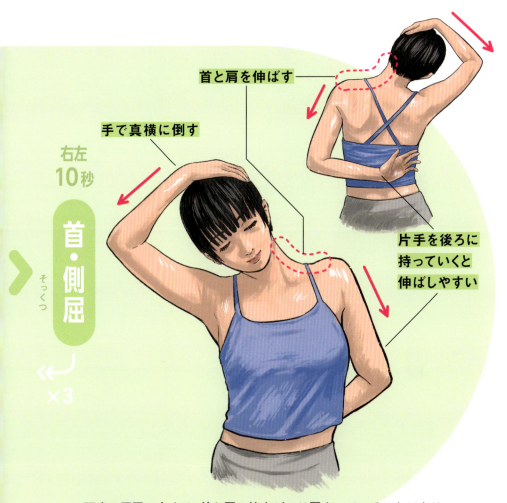

頭痛の原因の多くは、首と肩の筋肉がこり固まっていることにあります。デスクワークなどからくる首や肩のこりは、放置すると慢性的な筋緊張性頭痛を引き起こします。後頭骨、頸椎と肩甲骨をつなぐ左右の「僧帽筋」「肩甲挙筋」をしっかりと伸ばしましょう。

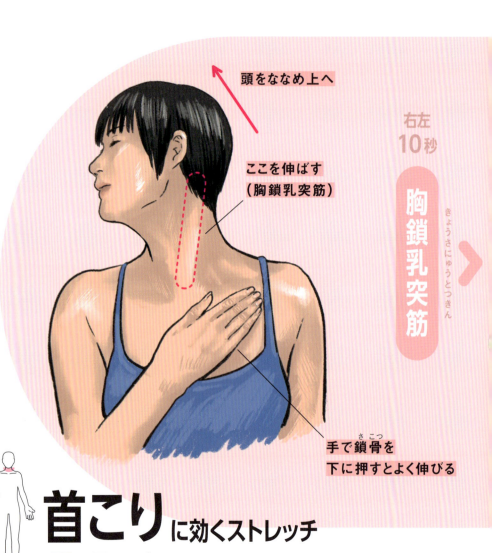

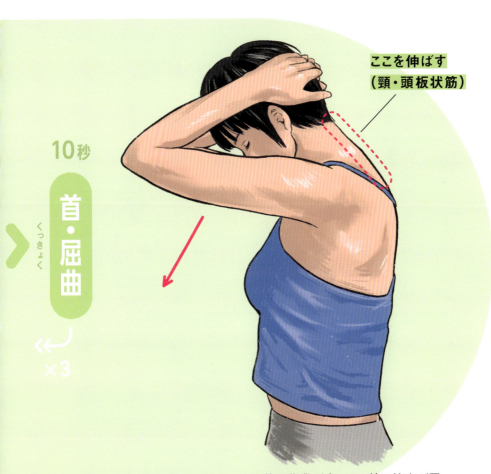

デスクワークやスマートフォンを使う作業が多いと、首の筋肉が固まりやすくなります。ストレッチの際は、息を吐きながらじんわり伸ばすと、こりが緩和し、楽になります。座ったままでできますので、仕事や家事の合間にぜひやってみてください。

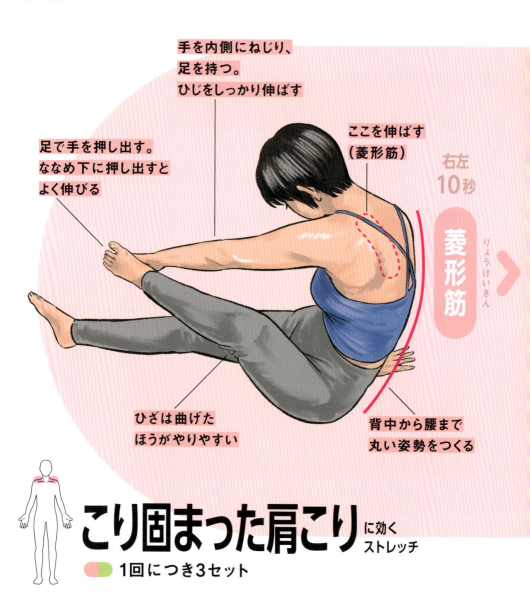

10回

両肩上げ

×3

息を吸いながら肩を持ち上げる

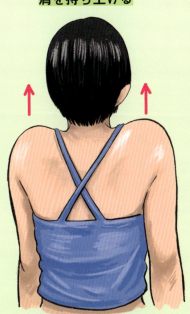

息を吐いて力を抜く

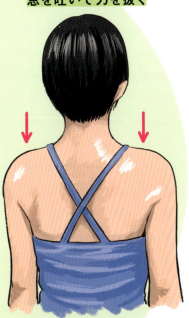

筋肉がこり固まったままだと、肩こりはどんどんひどくなります。肩を揉んでみて、指が入りにくいほど固まっている場合は、このストレッチをセットでやってみましょう。とくに菱形筋はかたくなりやすい筋肉なので、しっかりストレッチすることが大切です。

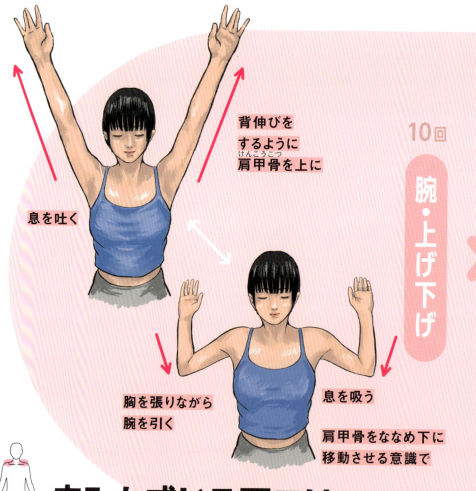

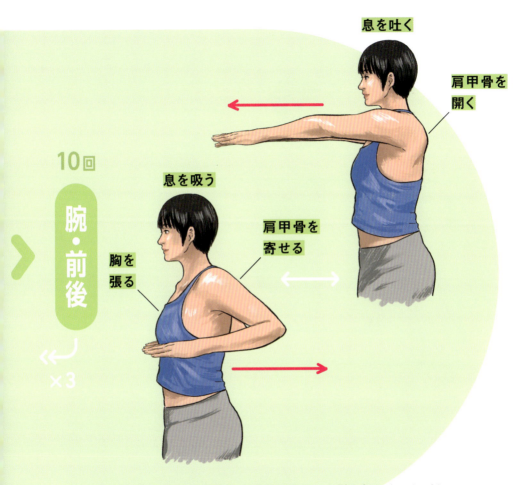

冷え性の方などは、血行不良が原因で肩こりを引き起こすことがあります。肩甲骨を動かすことで血流がよくなり、肩こりが緩和します。普段から肩甲骨を動かすことを意識しましょう。肩甲骨を動かすと褐色脂肪細胞が活性化し、脂肪燃焼にもつながります。

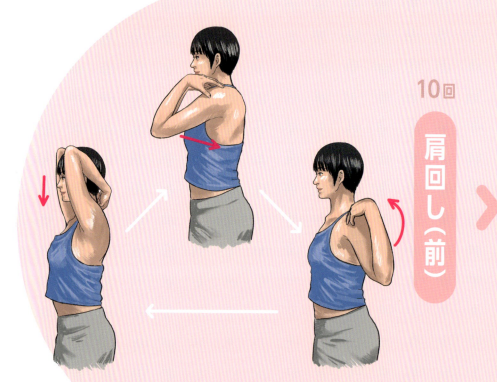

肩甲骨の動きを感じながら、できるだけ大きく動かす

10回

肩回し(前)

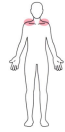

重だるい肩こりに効くストレッチ

1回につき3セット

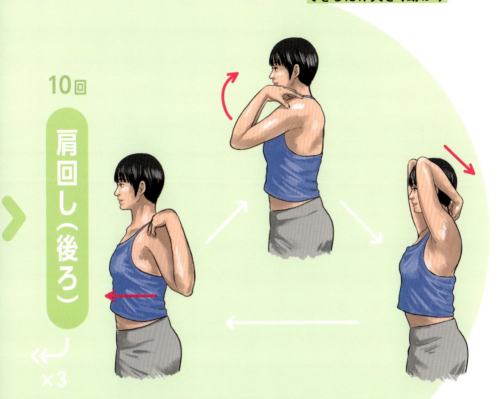

肩甲骨の動きを感じながら、できるだけ大きく動かす

10回
肩回し（後ろ）
×3

肩こりの原因は、じつは「運動不足」です。したがって、肩をどんどん動かすことが、改善のカギとなります。肩だけではなく肩甲骨から動かすことを意識して、前と後ろの肩回しをやってみましょう。

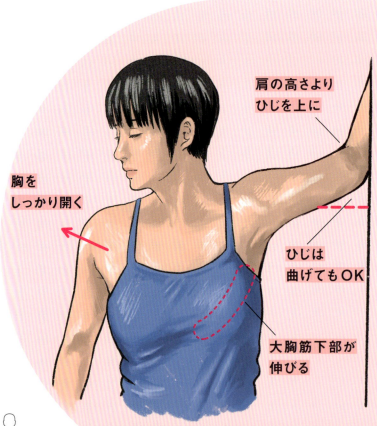

肩の高さより
ひじを上に

胸を
しっかり開く

右左
10秒

大胸筋（下）
だいきょうきん

ひじは
曲げてもOK

大胸筋下部が
伸びる

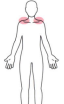

巻き肩に効くストレッチ
🟰 1回につき3セット

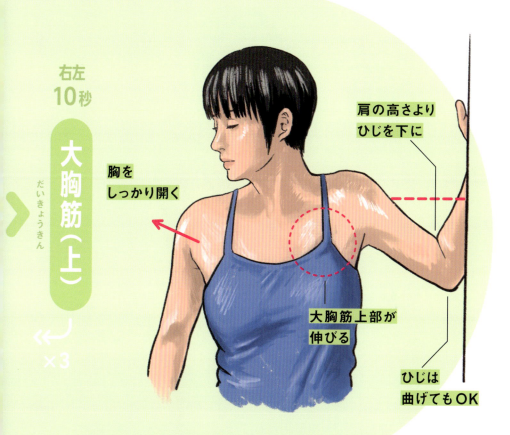

右左10秒 **大胸筋（上）** だいきょうきん ×3

胸をしっかり開く

肩の高さよりひじを下に

大胸筋上部が伸びる

ひじは曲げてもOK

巻き肩とは、肩が内側に巻き込まれる姿勢のことを言います。巻き肩は肩や首の痛み、頭痛などを引き起こす原因となります。大胸筋がかたいと巻き肩になりやすいので、大胸筋を集中的にストレッチしていきましょう。

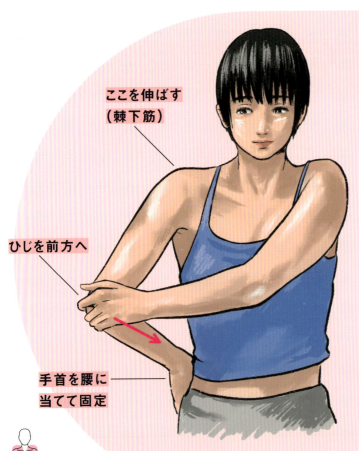
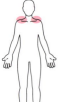

四十肩・五十肩に効く ストレッチ

1回につき3セット

右左 10秒

棘下筋・小円筋
きょくかきん・しょうえんきん

- ここを伸ばす（棘下筋）
- ひじを前方へ
- 手首を腰に当てて固定

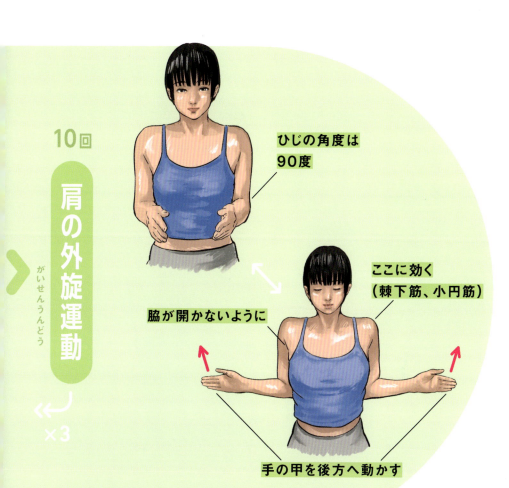

四十肩・五十肩とは、肩の関節周囲の筋肉や腱が老化して炎症を起こし、関節の痛みや可動域の制限を引き起こす疾患です。四十肩・五十肩は棘下筋と小円筋の弱化、かたさが原因であり、これらを伸び縮みさせてあげることが回復や予防のキーポイントとなります。

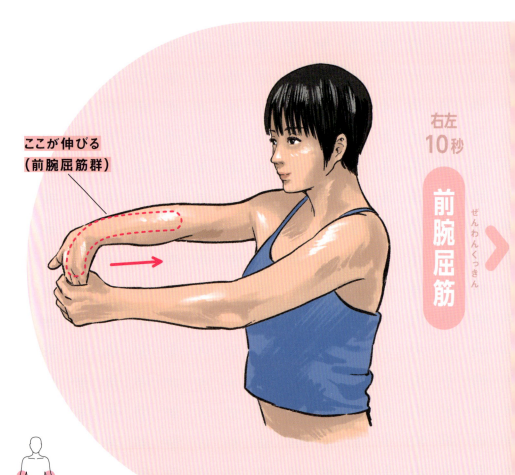

ここが伸びる
(前腕屈筋群)

右左
10秒

前腕屈筋
ぜんわんくっきん

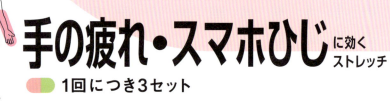

手の疲れ・スマホひじ に効く ストレッチ

1回につき3セット

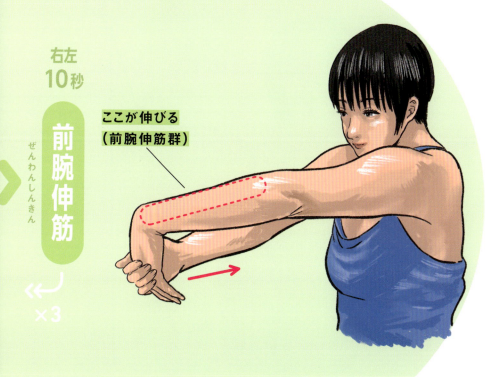

右左
10秒

前腕伸筋
ぜんわんしんきん

↶ ×3

ここが伸びる
（前腕伸筋群）

スマホひじとは、スマートフォンを長時間使用することで、ひじに炎症が起こる症状です。現代では四六時中スマホを手放せないことも多いので、以前よりも手の疲れを感じる頻度が増えている方も多いことでしょう。ストレッチで伸ばすと、楽になりますよ。

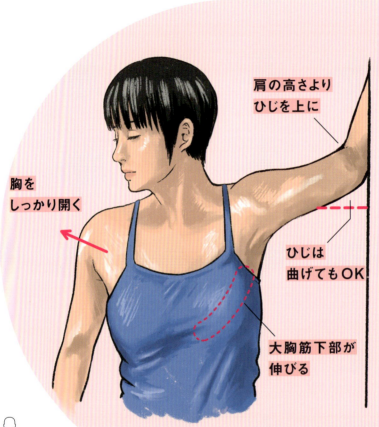
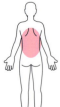

背中が丸まった猫背 に効く ストレッチ

1回につき3セット

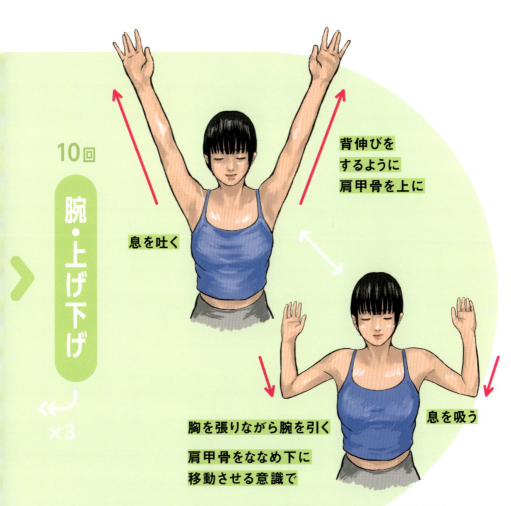

背中の真ん中あたりの丸まりが強い「背中猫背」の人は、大胸筋と肩甲骨がかたい傾向にあります。大胸筋と肩甲骨のストレッチを集中的に行うことで、背中猫背を改善させましょう。

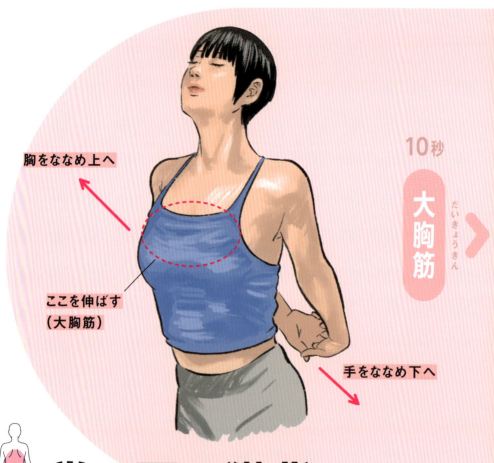

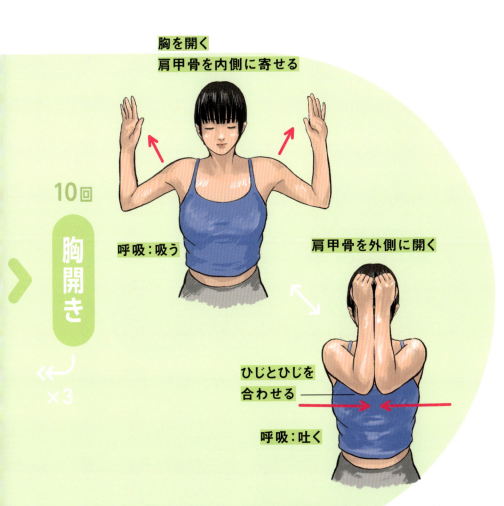

スマートフォンやパソコンなどを長時間操作することが多い人は、首から肩にかけての丸まりによって強い巻き肩の猫背になりがちです。大胸筋のストレッチのあとに胸開きを行い、筋肉の柔軟性を取り戻すことで巻き肩の猫背を改善していきましょう。

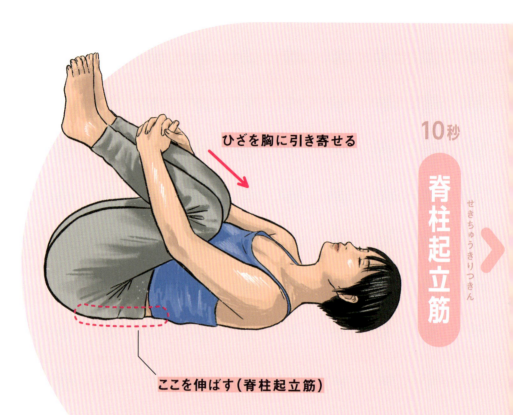

ひざを胸に引き寄せる

10秒

脊柱起立筋（せきちゅうきりつきん）

ここを伸ばす（脊柱起立筋）

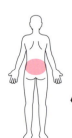

反り腰に効くストレッチ
1回につき3セット

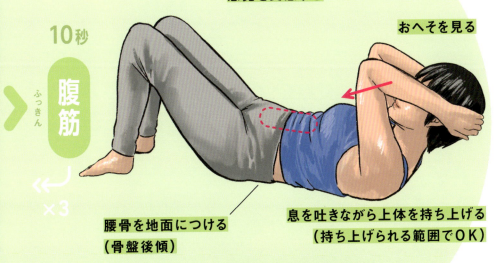

反り腰とは、骨盤が前傾して背骨が反り返った状態を指します。脊柱起立筋のストレッチは、骨盤を持ち上げる意識で行うとよく伸ばすことができます。腹筋は、おなかに力を入れ、筋肉をしっかり意識して行うことで、腰の張りや緊張がとれて楽になります。

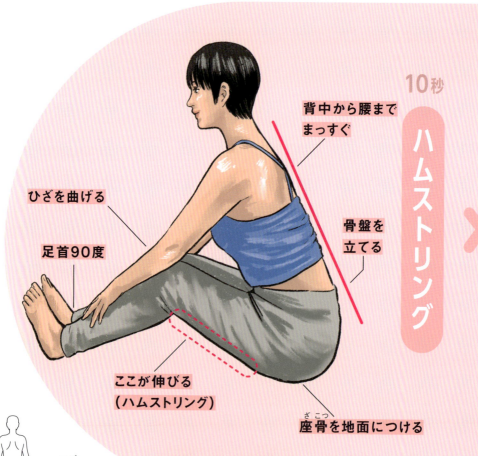

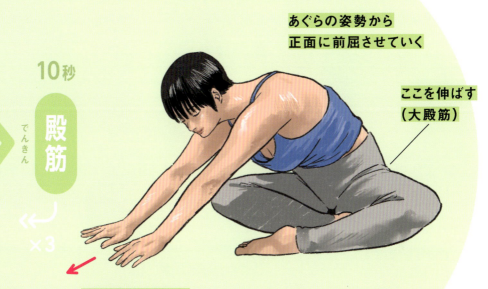

ハムストリングと殿筋がかたいと、腰痛を引き起こす原因となります。そのタイプの人は、ぎっくり腰にもなりやすいです。積極的にストレッチをしないと確実にかたくなる筋肉ですので、ハムストリングと殿筋の柔軟性を引き出して、ぎっくり腰の予防をしましょう。

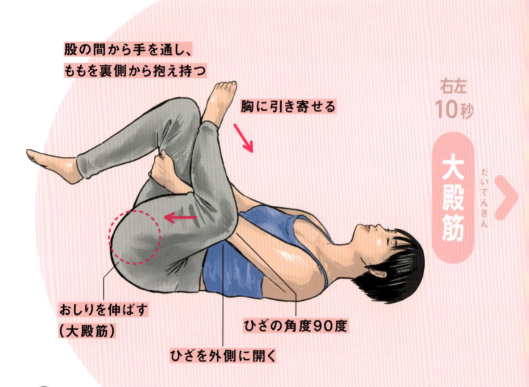

重だるい腰痛に効くストレッチ
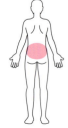
🟢 1回につき3セット

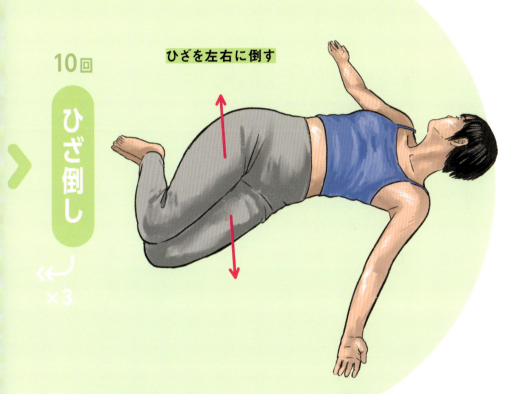

ポイント
心地よい感覚で、ゆっくり左右に動かしてみましょう。

ひざを左右に倒す

10回

ひざ倒し

×3

重だるい腰痛は、大殿筋をほぐすストレッチと、骨盤を整えるひざ倒しで予防をしましょう。ひざ倒しは、痛みがある場合はまずは痛みが出ない方向に倒し、3セット終えたら痛い方向へ倒して痛みの確認をします。痛みが緩和していたら効果ありです。

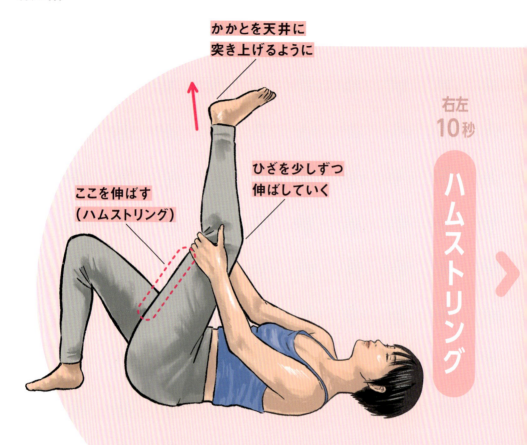

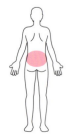

痛みを感じる腰痛に効くストレッチ
1回につき3セット

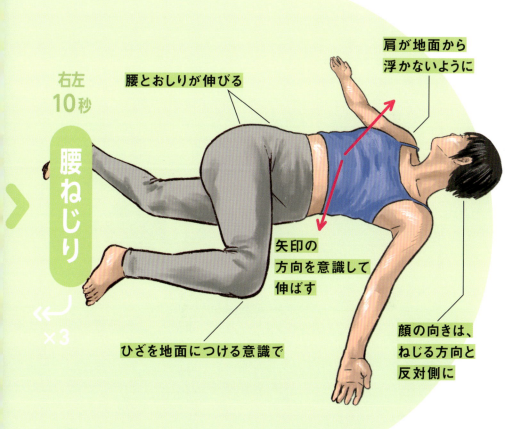

ハムストリングのストレッチは、伸ばす際にひざが曲がっていてもOKです。その後に腰ねじりを行うことで、腰まわりの筋肉がゆるみます。腰ねじりで痛みを感じる場合は、無理せず気持ちいい程度にとどめることをおすすめします。

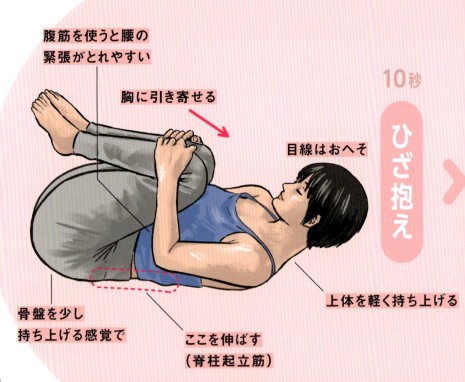
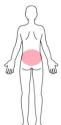

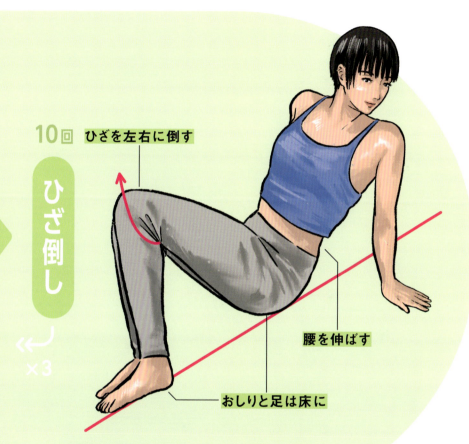

10回 ひざを左右に倒す

ひざ倒し

↶ ×3

腰を伸ばす

おしりと足は床に

長時間、姿勢が悪い状態でいると、血流の停滞により筋肉の張りを引き起こします。ひざ抱えとひざ倒しで、腰の筋肉を伸ばしましょう。ひざ倒しは、痛みがある場合はまずは痛みが出ない方向に倒し、3セット終えたら痛い方向へ倒して痛みの確認をします。痛みが緩和していたら効果ありです。

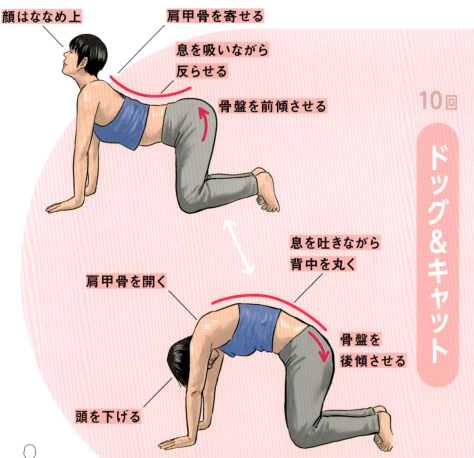

ドッグ&キャット

10回

- 顔はななめ上
- 肩甲骨を寄せる
- 息を吸いながら反らせる
- 骨盤を前傾させる

- 息を吐きながら背中を丸く
- 肩甲骨を開く
- 骨盤を後傾させる
- 頭を下げる

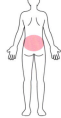

かがむと痛い腰痛に効くストレッチ

● 1回につき3セット

10秒

背中伸ばし

↵ ×3

後方に重心を移動する →

手を遠くに伸ばす ←

ここを伸ばす
（広背筋、三角筋上部、前鋸筋など）

ドッグ＆キャットには「反らせる」「丸める」という2つの動きがありますが、片方だけでも大丈夫です。腰を「反らせる」と痛い場合は背中を「丸める」ほうを、腰を「丸める」と痛い場合は、腰を「反らせる」ほうを行います。その後に背中伸ばしをするようにしましょう。

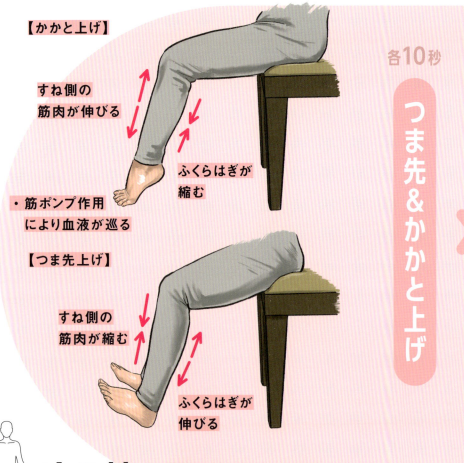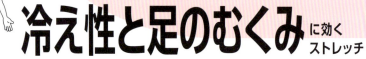

冷え性と足のむくみに効くストレッチ

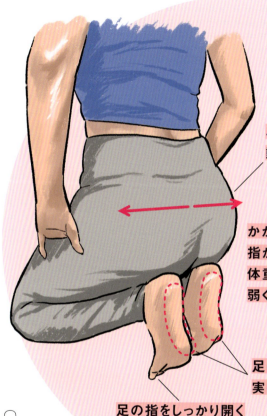

10秒

足裏伸ばし

- おしりを左右に動かしてみよう！
- かかとに体重をかける。指が痛い場合は体重のかけ方を弱くする
- 足の裏の伸びを実感する
- 足の指をしっかり開く

足のつりの予防に効くストレッチ

1回につき3セット

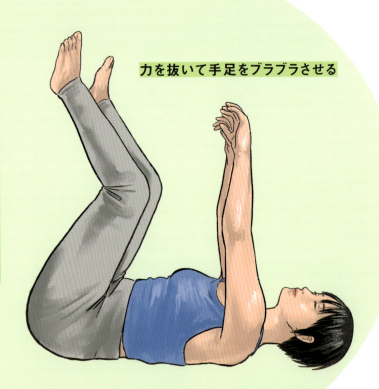

10秒

赤ちゃん体操

×3

力を抜いて手足をブラブラさせる

手足をブラブラさせることで、下肢にたまった血液を心臓に戻すことができ、むくみの解消につながります。ふくらはぎの筋肉がかたいとむくみを引き起こしてしまうので、アキレス腱伸ばしでしっかりと伸ばしていきましょう。

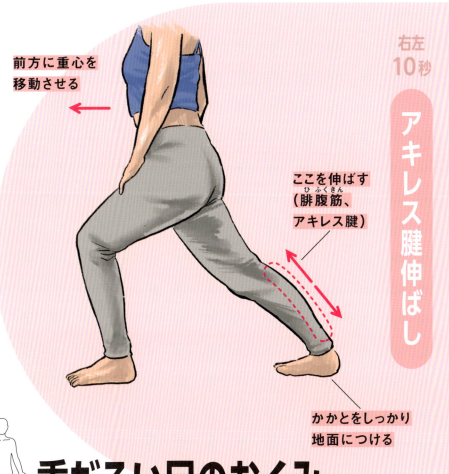

アキレス腱伸ばし

右左 10秒

前方に重心を移動させる

ここを伸ばす（腓腹筋、アキレス腱）

かかとをしっかり地面につける

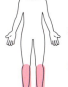

重だるい足のむくみに効くストレッチ

1回につき3セット

足裏グーパー

10回 × 3

足首の角度を90度に。絶対につま先を伸ばして握り込まないこと！

しっかり握り込むこと

この部分から握り込む意識を

足の5本の指をしっかり開こう！

ふくらはぎは、筋肉がポンプのように血液を押し上げる働きをするため、「第2の心臓」とも呼ばれています。ふくらはぎの血流が悪くなると、老廃物がたまりやすくなり、足のむくみを引き起こします。ふくらはぎの筋ポンプ作用で、血液の流れを促していきましょう。

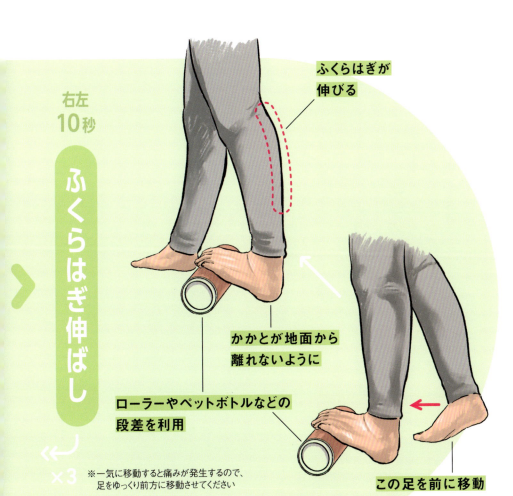

ふくらはぎ伸ばし

右左 10秒 ×3

ふくらはぎが伸びる

かかとが地面から離れないように

ローラーやペットボトルなどの段差を利用

※一気に移動すると痛みが発生するので、足をゆっくり前方に移動させてください

この足を前に移動

足のつりは、栄養不足や水分不足、加齢や疲労、運動不足など、さまざまな要因から起こります。足の裏とふくらはぎのストレッチをして、予防に努めましょう。どちらも勢いで伸ばさないよう、ゆっくりじんわりと行いましょう。

ポイント

・つま先を上げ、すねの筋肉を意識します
・痛みを確認し、軽減していれば成功です。

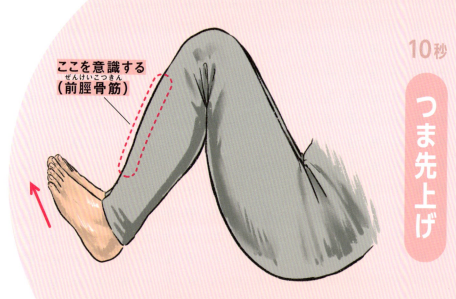

ここを意識する
（前脛骨筋）

10秒

つま先上げ

ひざ裏に痛みがある場合に効果的
※ひざ関節に問題がないことを条件とします

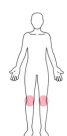

ひざ痛に効くストレッチ

1回につき3セット

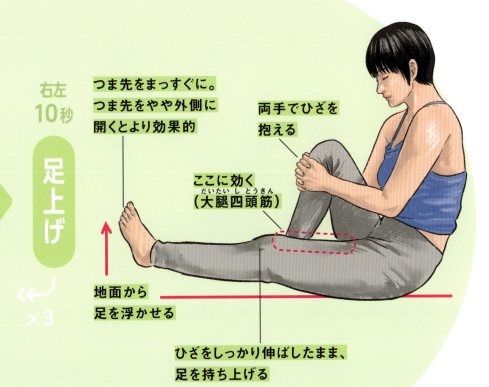

ひざの痛みは、すねと前ももの筋肉を使うことで改善します。ただし、ひざ関節に痛みがある場合は、無理に行わずにまずは医師の診療を受けてください。足上げは、ひざ関節に負担をかけずに、ひざまわりの筋肉を強化することができます。

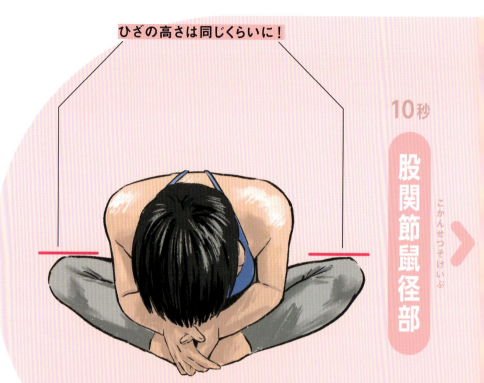

ひざの高さは同じくらいに！

10秒

股関節鼠径部
こかんせつそけいぶ

足の裏を合わせて前屈します

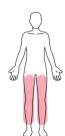

転倒予防に効くストレッチ
■ 1回につき3セット

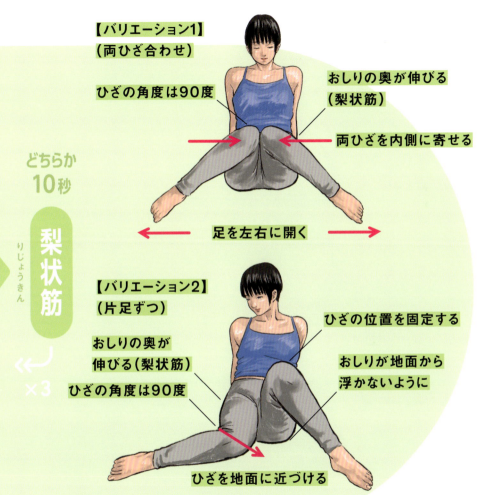

高齢になるほど、筋力の低下の影響で転倒しやすくなります。股関節の筋肉バランスを整えて、転倒しにくい体をつくっていきましょう（筋肉が急激に伸ばされると、その反射で筋肉が収縮してしまい、坐骨神経が圧迫されて起こる梨状筋症候群を発症することがあるため、痛みを感じる場合は無理に行わないようにしましょう）。

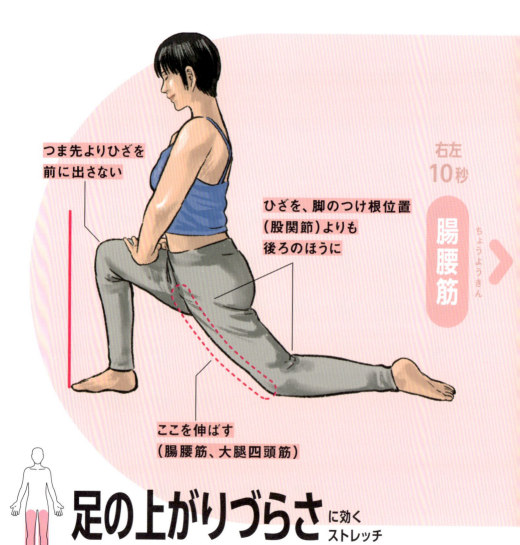

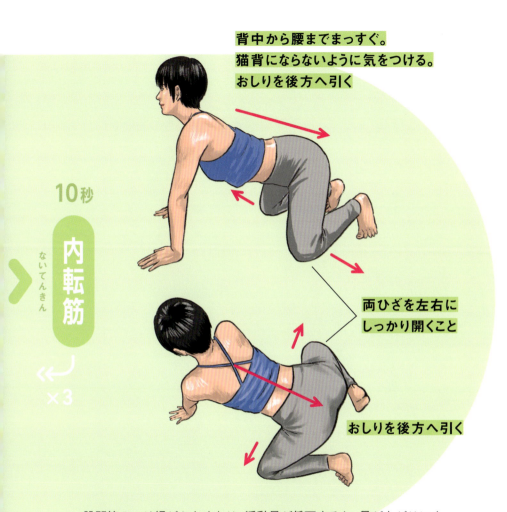

股関節のつけ根がかたくなり、活動量が低下すると、足が上がりにくくなり転倒しやすくなってしまいます。股関節まわりの筋肉を積極的に伸ばすことで、股関節まわりの可動域が広がり、足取りも軽くなっていきます。

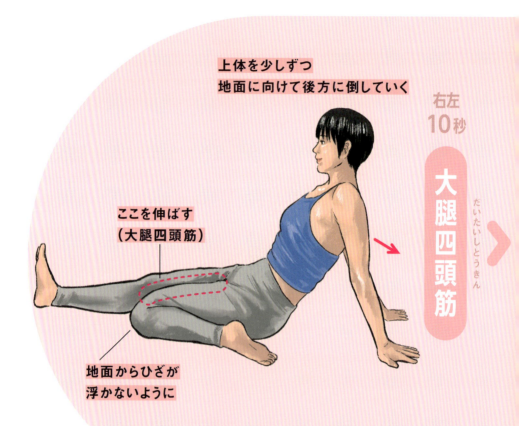

上体を少しずつ
地面に向けて後方に倒していく

右左 10秒

大腿四頭筋（だいたいしとうきん）

ここを伸ばす
（大腿四頭筋）

地面からひざが
浮かないように

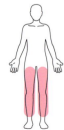

重だるい足の疲れ に効くストレッチ
1回につき3セット

右左
10秒

ハムストリング

×3

- 背中から腰までまっすぐに
- リラックスして徐々に前屈させる
- つま先は軽く立たせる
- 脚のつけ根から前屈させる
- ここに効く（ハムストリング）
- ひざを曲げてもOK！

たくさん歩いたわけでも、長い間立ちっぱなしでもないのに足がだるく感じる場合は、下半身の筋肉がかたくなり、疲労物質がたまっている可能性があります。大腿四頭筋とハムストリングを伸ばすことで、疲労物質を除去していきましょう。

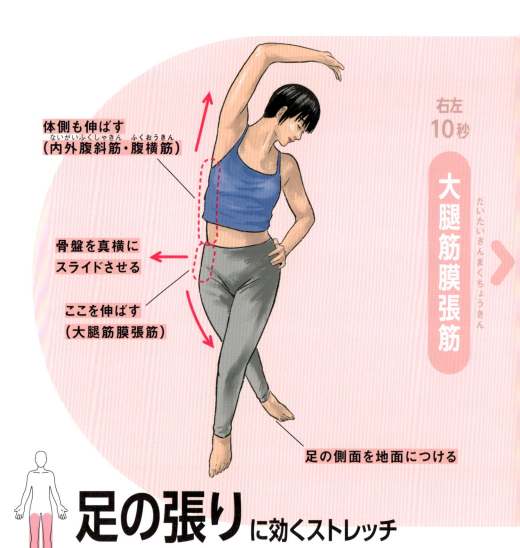

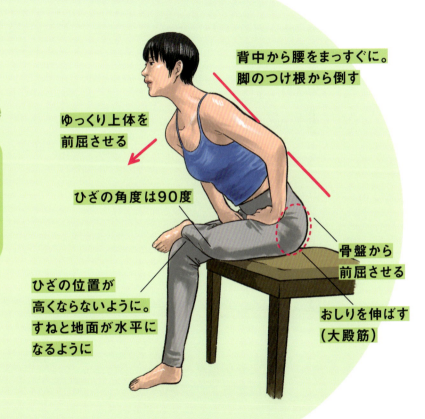

お尻まわりの筋肉のこりも、足の疲れに影響を及ぼします。股関節の動きに関与する大腿筋膜張筋と、おしりの大殿筋のストレッチで疲労物質を除去し、足の疲れを改善しましょう。

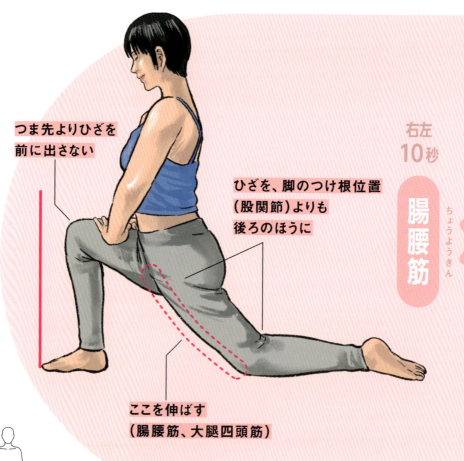

つま先よりひざを前に出さない

ひざを、脚のつけ根位置（股関節）よりも後ろのほうに

右左 10秒

腸腰筋（ちょうようきん）

ここを伸ばす（腸腰筋、大腿四頭筋）

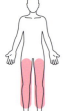

足の痛み に効くストレッチ
1回につき3セット

CHAPTER 3

自律神経の悩みに"じ・ん・わ・り"効く「おくすり」ストレッチ

やる気が出ない、イライラする、
おなかの調子がよくない……。
さまざまな心身の不調を、
自律神経を整えて解消する
「おくすり」ストレッチをご紹介します。
体を気持ちよく伸ばして、
心を穏やかに整えていきましょう!

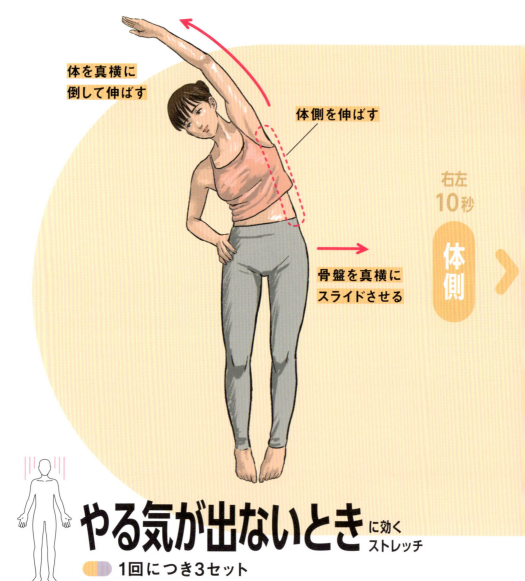

10秒

赤ちゃん体操

×3

力を抜いて手足をブラブラさせる

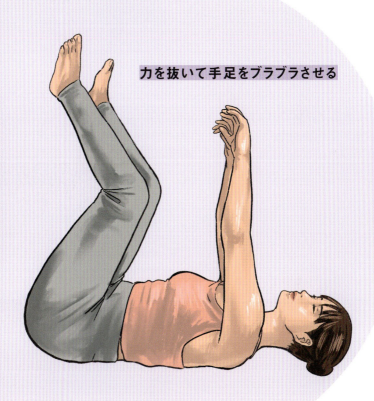

朝からなんとなくだるくてやる気が出ない……。そんなときは、血流をよくして動ける体を取り戻しましょう。「第2の心臓」とも呼ばれるふくらはぎの血流をよくすることで、全身の血流が促され、疲労回復効果や冷えの改善につながります。

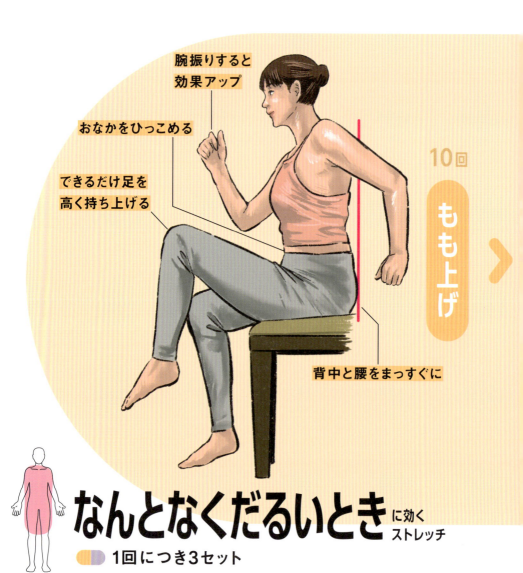

肩甲骨の動きを感じながら、できるだけ大きく動かす

10回

肩回し(後ろ)

×3

だるさを感じるときは、何もしないでじっとしているより、体を動かしたほうが効果的です。場所を選ばず、いつでもどこでもできる運動が、もも上げと肩回しです。もも上げは股関節から動かし、できれば腕も振りましょう。肩回しは、肩甲骨を意識的に動かすと効果的です。

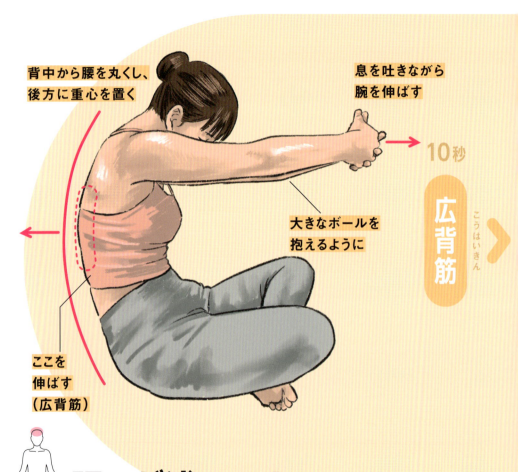

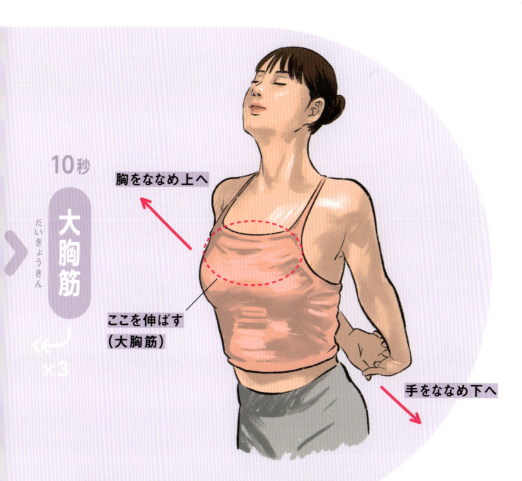

広背筋のストレッチで息をゆっくり吐きながら背中を伸ばし、その後、大胸筋をしっかり伸ばしましょう。深い呼吸と筋肉の伸びで血流がよくなり、体温が一時的に上がりますが、その後、深部体温が低下することで入眠がスムーズになり、深い睡眠につながります。

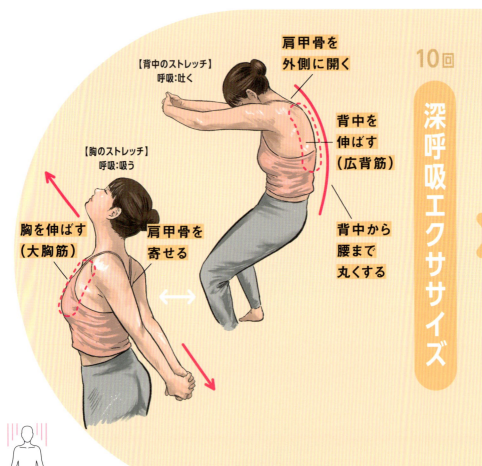

10秒

背伸び（仰向け）

×3

10秒伸ばして、全身脱力します

※外出時などは111ページのように立って行ってもOK

足首は90度にして、かかとで押し出すように

※つま先は伸ばさない！

失敗などで落ち込んだ……、ゆううつな気分が続いた……、そんなときにやってほしいストレッチです。深呼吸するように胸を開き、背中を伸ばす。その後、背伸びをすることで、ストレスが緩和し、心と体が楽になります。

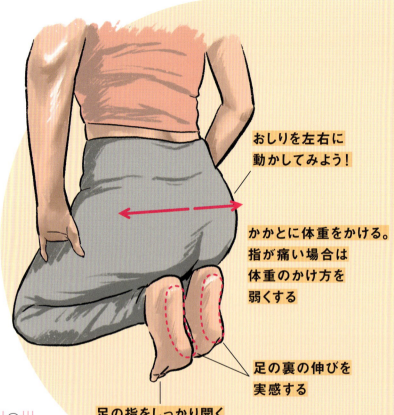

10秒　足裏伸ばし

おしりを左右に動かしてみよう！

かかとに体重をかける。指が痛い場合は体重のかけ方を弱くする

足の裏の伸びを実感する

足の指をしっかり開く

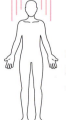

嫌なことがあったときに効くストレッチ

1回につき3セット

> **ポイント**
>
> つめ揉みをすることで、副交感神経が優位になります。自律神経の安定につながり、心と体が楽になります。
> ※薬指を押すと交感神経が優位になるので、落ち着きたい場合は薬指は避けてください。

各10秒

つめ揉み

×3

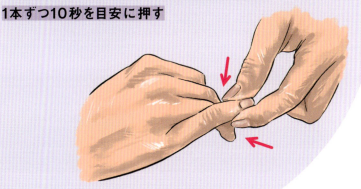

**つめの両脇を少し痛みを感じる程度に押す。
1本ずつ10秒を目安に押す**

日中に嫌なことがあったときは、就寝前に足裏伸ばしとつめ揉みのストレッチをしましょう。副交感神経が優位になり、ゆううつな気分を緩和してくれます。嫌なことを思い出すのではなく、楽しいことやワクワクする未来をイメージしながら実践してください。

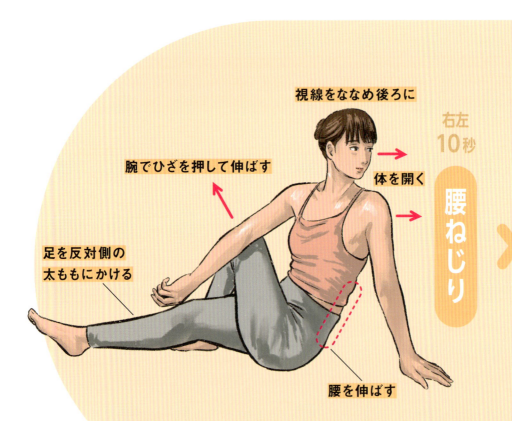

視線をななめ後ろに

腕でひざを押して伸ばす

体を開く

右左 10秒

腰ねじり

足を反対側の太ももにかける

腰を伸ばす

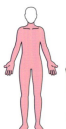

体が重く感じるとき に効くストレッチ

1回につき3セット

右左 10秒

大殿筋
（だいでんきん）

← ×3

下ももと上体を平行に。
ひざの角度は90度に

ひざを胸に
引き寄せる

足をおしりに近づける

ここを伸ばす
（大殿筋）

体が重く感じるのは、血液の巡りと筋肉の活動が低下していることが原因。腰まわりや骨盤まわりの筋肉にアプローチすることで、筋肉が活性化して体を軽くしてくれます。心地よい伸び感を大切にしてストレッチしてみましょう。

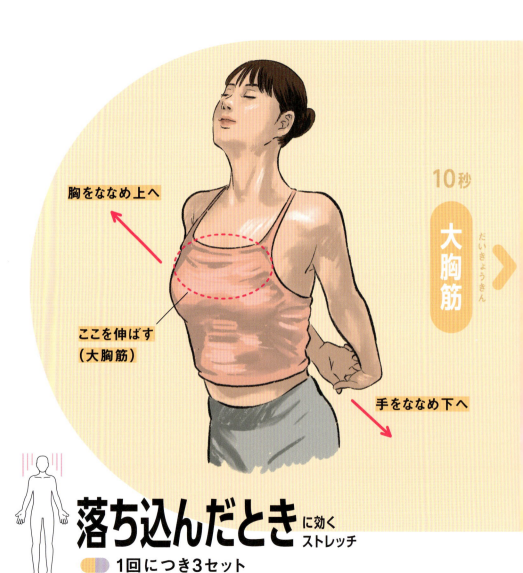

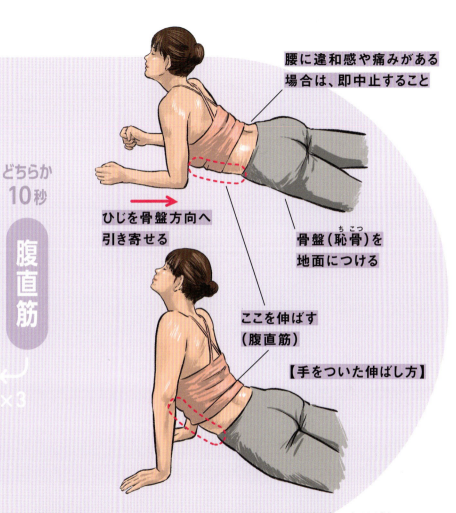

気分が落ち込んでいるときは、どうしてもうつむき加減になりがちです。そんなときは胸を開き、意識的に上を見上げるストレッチを行ってみましょう。空を見上げ、大自然に身を浸すようなイメージで行うと、より効果的です。

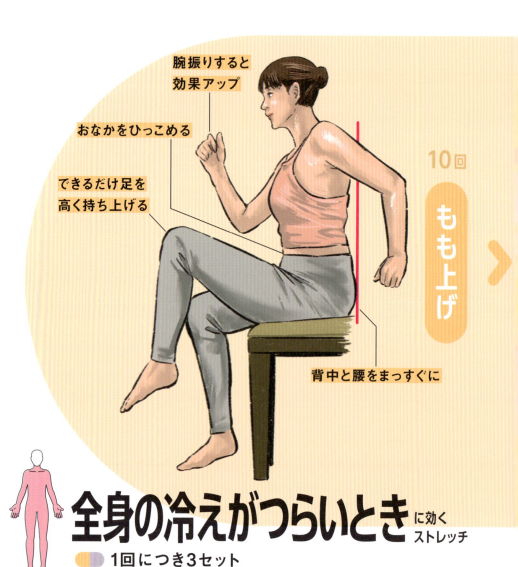

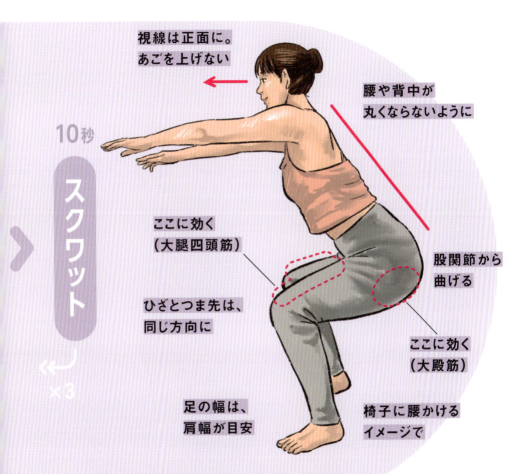

手足だけでなく、全身に冷えを感じる人におすすめのストレッチです。熱を生み出す筋肉を動かすことで、冷えの症状はよくなります。とくに太ももの前側の大きな筋肉（大腿四頭筋）を動かしてください。筋肉の伸び縮みが、つらい冷え性を改善してくれます。

足首の角度を90度に。
絶対につま先を伸ばして
握り込まないこと！

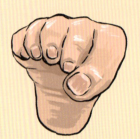
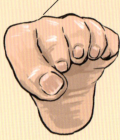

しっかり握り込むこと

10回

足裏グーパー

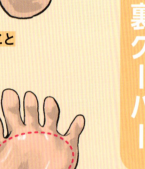

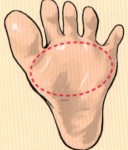

この部分から
握り込む意識を

足の5本の指をしっかり開こう！

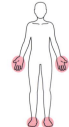

末端の冷えがつらいとき に効く ストレッチ

1回につき3セット

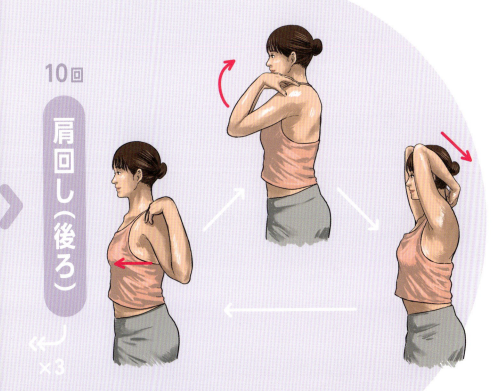

肩甲骨の動きを感じながら、できるだけ大きく動かす

10回 肩回し（後ろ） ×3

血液が末端まで行き届かないと、手足の冷えを引き起こします。足裏を積極的に伸ばし、肩甲骨からしっかり動かすことで、血液が体のすみずみまで行き届き、冷えの症状を緩和します。ポカポカするまで体を動かすことがポイントです。

ポイント

つめ揉みをすることで、副交感神経が優位になります。自律神経の安定につながり、心と体が楽になります。
※薬指を押すと交感神経が優位になるので、落ち着きたい場合は薬指は避けてください。

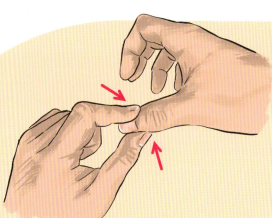

各10秒

つめ揉み

**つめの両脇を少し痛みを感じる程度に押す。
1本ずつ10秒を目安に押す**

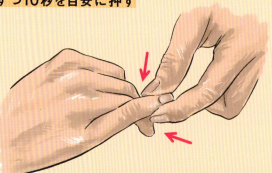

イライラするとき に効く
ストレッチ

🟡 **1回につき3セット**

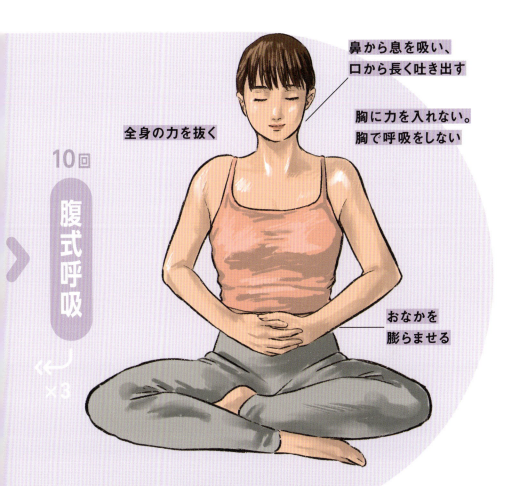

腹式呼吸 10回 ×3

- 鼻から息を吸い、口から長く吐き出す
- 胸に力を入れない。胸で呼吸をしない
- 全身の力を抜く
- おなかを膨らませる

イライラするとき、自律神経の交感神経が優位になっています。つめ揉みや腹式呼吸を実践することで、リラックス効果のある副交感神経が優位になっていきます。みぞおちからすーっとイライラが抜けていくような感覚をイメージして、実践してみてください。

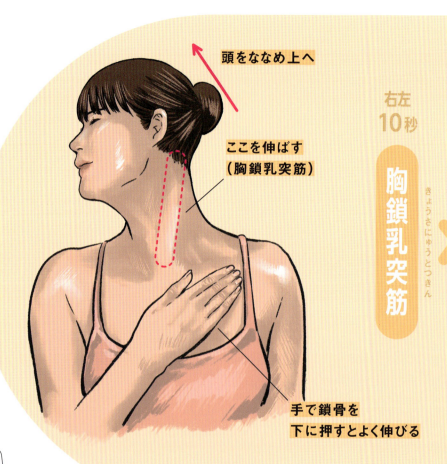

頭をななめ上へ

ここを伸ばす
（胸鎖乳突筋）

手で鎖骨を
下に押すとよく伸びる

右左
10秒

胸鎖乳突筋
（きょうさにゅうとつきん）

顔のこわばりに効くストレッチ

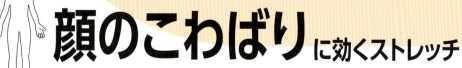

1回につき3セット

10秒

背伸び（立位）

←×3

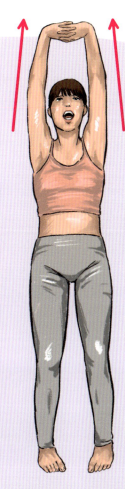

口を開けて
背伸びをすることで、
顔の緊張がとれる

あごまわりの筋肉のこわばりには、胸鎖乳突筋のかたさが影響しています。胸鎖乳突筋は耳から鎖骨にかけての部分にあるので、ななめ上にじんわり伸ばすとほぐれていきます。さらに、口を開けて背伸びをすることで、顔まわりの緊張がとれて、顔のこわばりが解消されます。

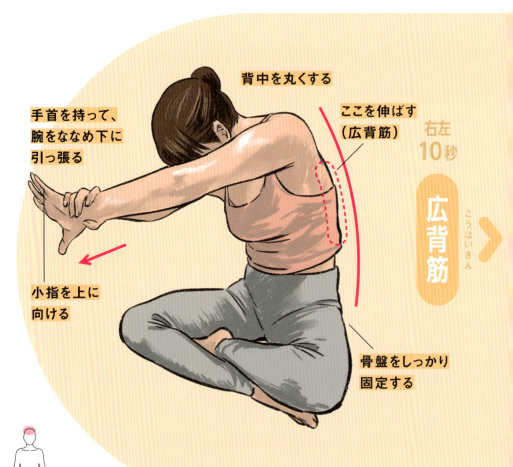

集中できないとき に効く ストレッチ

1回につき3セット

- 背中を丸くする
- ここを伸ばす（広背筋）
- 手首を持って、腕をななめ下に引っ張る
- 小指を上に向ける
- 骨盤をしっかり固定する

右左 10秒

広背筋（こうはいきん）

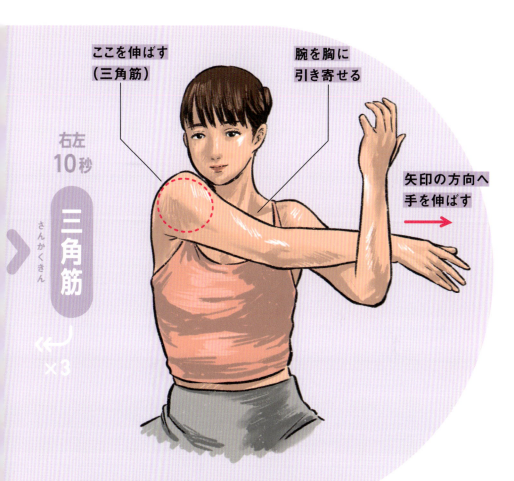

なんだか集中できずにソワソワしてしまうときは、たいてい呼吸が浅くなっています。背中と肩まわりの筋肉を伸ばして、深い呼吸ができるようにしましょう。筋肉と呼吸を意識することで、ソワソワした状態が落ち着き、集中力を取り戻すことができます。

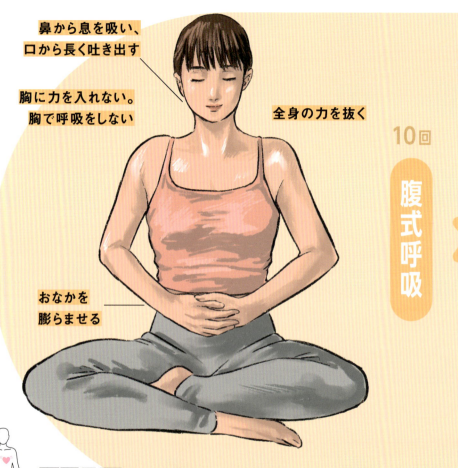

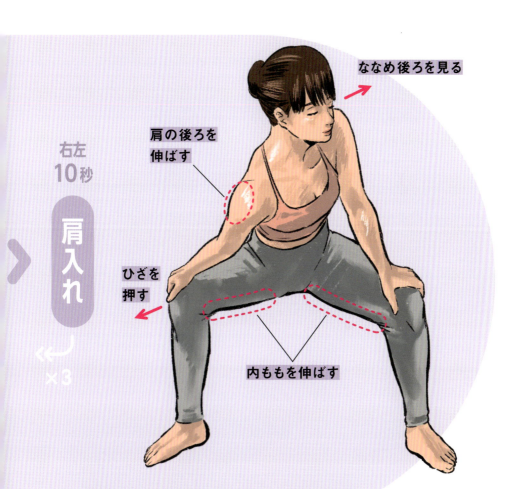

緊張することは「悪」ではありませんが、過度の緊張はパフォーマンスを低下させる要因となります。ほどよい緊張感を保てるように、腹式呼吸と肩入れで、心と体の活動準備をしてください。そのうえで、緊張を楽しむ感覚を大切にしてみましょう。

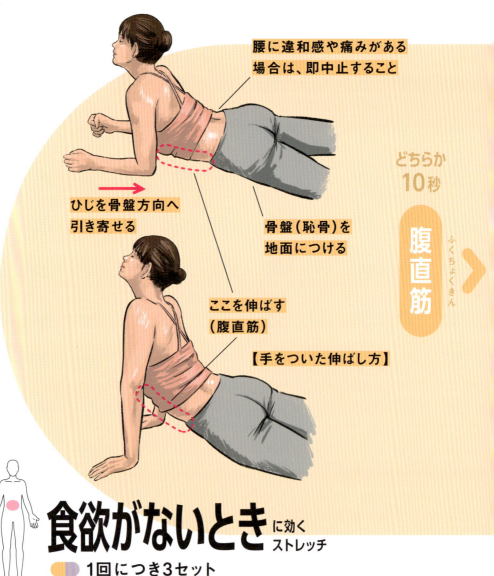

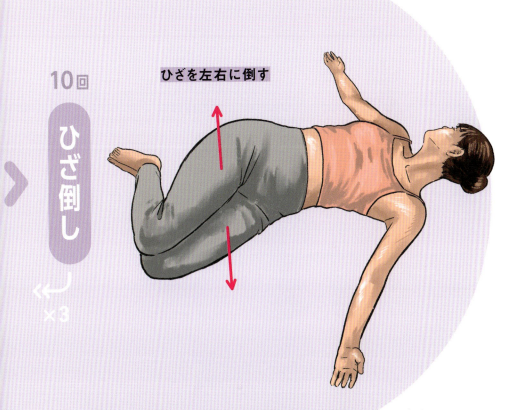

> **ポイント**
> 心地よい感覚で、ゆっくり左右に動かしてみましょう。

ひざを左右に倒す

10回

ひざ倒し

↶ ×3

腹直筋とひざ倒しのストレッチで胃腸の働きを活性化させ、食欲を促していきましょう。気分の落ち込みによる食欲低下は、筋肉を動かすことで改善されます。おなかまわりの筋肉を活性化させることで、おのずと食欲も出てくることでしょう。

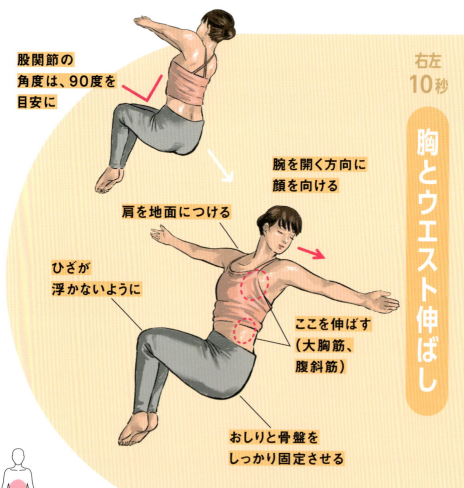

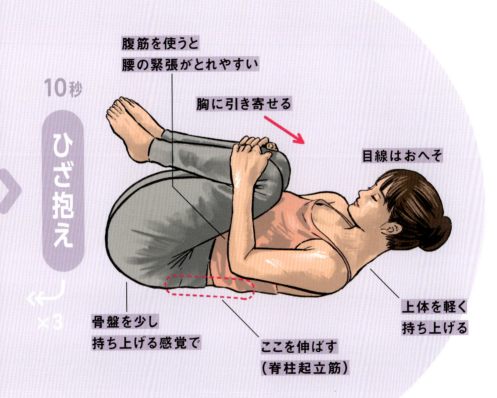

「胸とウエスト伸ばし」「ひざ抱え」のストレッチで下腹に刺激を与えることで、胃腸の回復を促します。「胸とウエスト伸ばし」はゆっくりめに、「ひざ抱え」は息を吐きながら行いましょう。

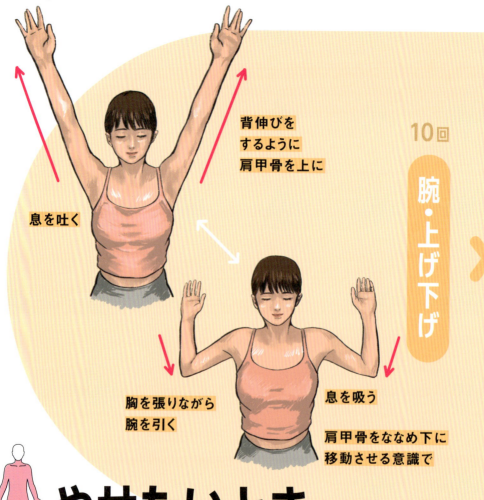

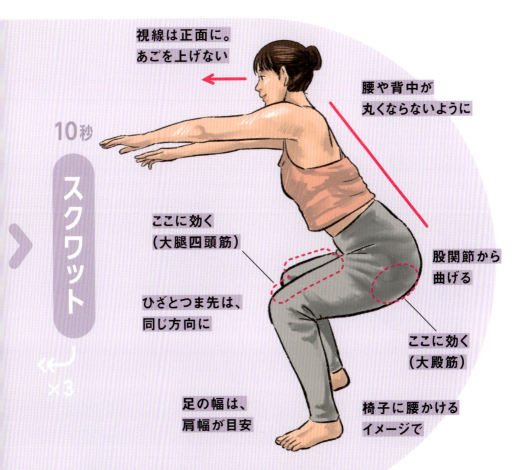

肩甲骨まわりにたくさんある褐色脂肪細胞は、活性化すると脂肪燃焼が促されます。背中がポカポカするまで動かしましょう。褐色脂肪細胞を活性化させた状態でスクワットをすると、より効果的に脂肪を燃焼させることができます。

ポイント

心地よい感覚で、ゆっくり左右に動かしてみましょう。

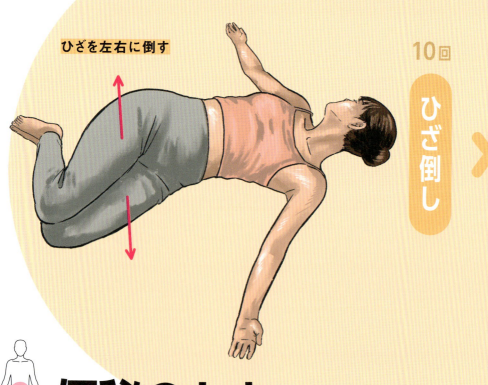

ひざを左右に倒す

10回

ひざ倒し

便秘のとき に効くストレッチ
1回につき3セット

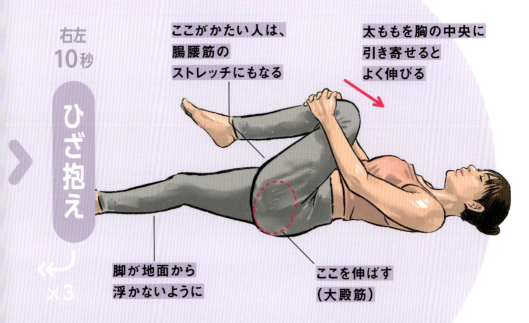

ひざ抱え 右左10秒 ×3

ここがかたい人は、腸腰筋のストレッチにもなる

太ももを胸の中央に引き寄せるとよく伸びる

脚が地面から浮かないように

ここを伸ばす（大殿筋）

つらい便秘が続くときは、下腹に刺激を与え、大腸や小腸を活発化させていきましょう。ひざ倒しは、ゆっくり動かすことを意識してください。ひざ抱えは息をゆっくり吐きながら、胸に引き寄せるように行ってみましょう。

おわりに
CONCLUSION

実際に体験してみて、いかがでしたでしょうか?

「気持ちよかった」「痛みが消えた」「楽になった」と感じていただければ、
とてもうれしく思います。

ストレッチは痛いからやりたくない、難しそうだから続かない……。
そんな方でも気持ちよく、簡単に、しかも効果をすぐに実感できるように。
お客様の痛みのお悩みと向き合い、試行錯誤を重ねていくなかで、
「おくすり」ストレッチは生まれました。

本書で大切にしたのは、ストレッチを「やってみたい」と思ってもらうこと。
けっして難しいものではないと感じていただけるよう、
できるだけ文字を少なくし、注意点がパッとひと目でわかるかたちにしました。
文字にできないニュアンスを伝えられるように、
リアルで生々しいイラストを採用したのも特徴の1つです。

せっかく「おくすり」ストレッチを体験されたのですから、
あなたのお悩みに「効く」ものだけでもいいので、
ぜひ習慣化してほしいと思っています。
「おくすり」ストレッチが、あなたの健康と元気をつくる源になれれば、
ストレッチトレーナーとしてこれほどうれしいことはございません。

最後に、本書に携わっていただいた監修の南島広治先生、
イラストの月男。さん、KADOKAWAの小林徹也さん、
コサエルワークの天野由衣子さん、そして、ストレッチのモデルに
なってくれた「かぴー(私の妻)」に心からお礼を申し上げます。

あなたの体と心が、痛みや苦痛を感じることなく、
いつまでも健康でいられることを願って、おわりのことばといたします。
ありがとうございました。

ストレッチトレーナー
辻 洋介(とぴー)

著者
辻 洋介（つじ・ようすけ）／とぴー

ストレッチトレーナー。NSCA認定パーソナルトレーナー。メンタルコーチ。1977年生まれ、熊本県出身。2001年よりスポーツトレーナーとしてキャリアをスタート。2006年に「ボディプランニング」を設立し、パーソナルジム運営、ボートレーサー育成など、幅広い層のクライアントへ指導。現在は福岡市中央区今泉にある関節メンテナンス「ボディポテンシャル」にて、ストレッチから筋力強化、メンタルサポートまでトータルに提供。現役ボートレーサーの専属コーチも務める。X（旧Twitter）では、ストレッチ解説イラストが人気を呼び、フォロワー8万人を超える。運動指導だけでなく、整体やメンタル面にも深く精通し、一人ひとりの目標達成をサポートしている。

X（旧Twitter）：@topi3001
ボディポテンシャル
公式サイト：https://www.bodypotential.jp/

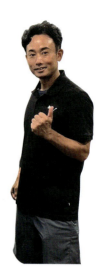

本書で書けなかった「健康お役立ち情報」を
メルマガで絶賛配信中！

※右記のURLまたは二次元コードにアクセスのうえ
必要事項を記入していただくとメルマガが届きます。

とぴーメルマガ 読者登録

https://kdq.jp/3a5k7

とぴーメルマガの
お問い合わせ 辻 洋介（https://message.blogcms.jp/livedoor/topi3001/message）
- リンク先は著者のメルマガの登録サイトです。● PC／スマートフォン対象（一部の機種ではご利用いただけない場合があります）。● パケット通信料を含む通信費用はお客様のご負担になります。● システム等のやむを得ない事情により、予告なくサイトの公開や本企画を中断・終了する場合があります。● 上記メルマガは著者の辻洋介が管理・運営するものとなります。株式会社KADOKAWAではお問い合わせ等をお受けしていません。

※2024年12月現在の情報